VALERIA FÜCHTNER

Partnermassage
ganz einfach

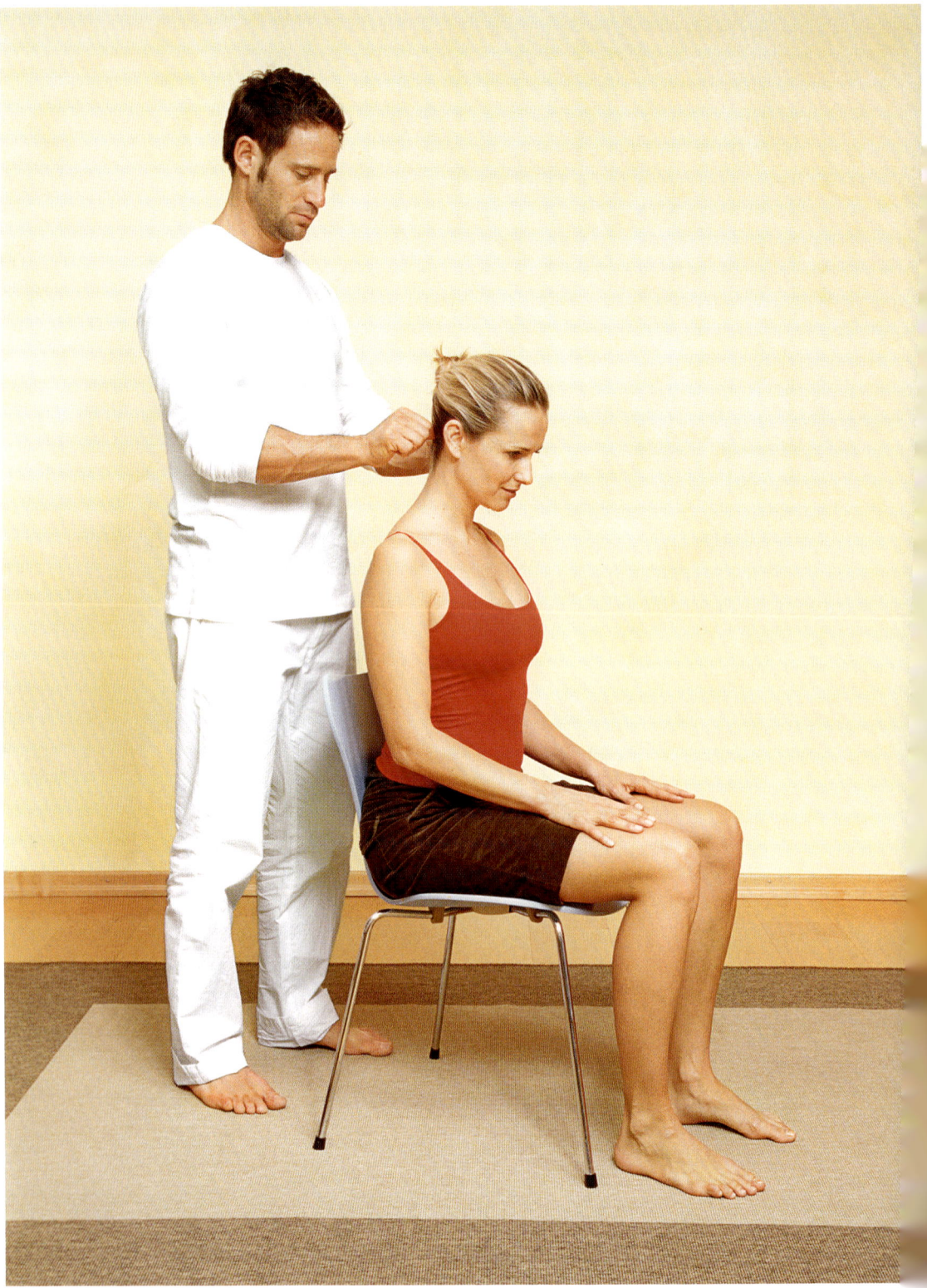

VALERIA FÜCHTNER

Partnermassage
ganz einfach

Inhalt

6 Vorwort

8 Massage zu zweit

10 **Massage Basics**
10 Wechselseitige Knetkur für Gesundheit und Wohlgefühl
12 Verbindend berühren
14 **Massage-Warm-up**
14 Relax-Oase
14 Massageöle
15 Kleine Helfer
16 **Grundlegende Grifftechniken**
16 Energiemassagen
16 Anregen der Lebenskraft
18 Tuina
20 **Verwandte Techniken**
20 Akupressur
21 Shiatsu
22 Reflexzonenmassage
24 Schwedische Massage

26 Ganzkörpermassagen

28 Shiatsu
36 Klassische Massage

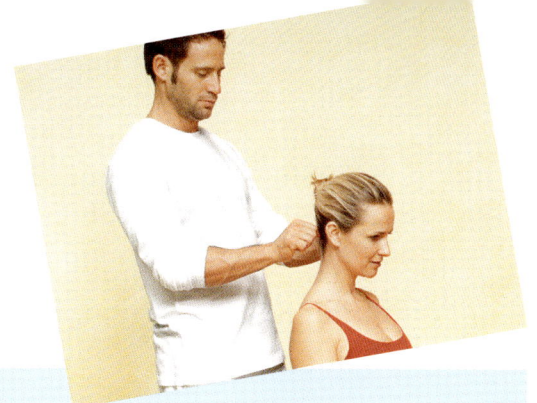

46 Heilende Massagen
48 Asthma und Atembeschwerden
50 Bein- und Knieschmerzen
52 Erkältung und Husten
54 Kopfschmerzen
56 Magen- und Darmprobleme
58 Menstruationsbeschwerden
60 Muskelschmerzen
62 Rheumatische Beschwerden
64 Rückenschmerzen
66 Schlafstörungen
68 Schulter- und Nackenverspannungen
70 Übelkeit und Erbrechen

72 Massagen zum Wohlfühlen
74 Beauty-Massagen
74 Gesicht
78 Hände
80 Füße
82 Gegen Cellulite
86 Belebende Massagen
88 Stressreduzierende Massagen
90 Entspannende Massagen
92 Befreiende Massagen

Vorwort

Greifen Sie zu! Hier darf angefasst werden. Und zwar sanft bis kräftig. Bringen Sie Körper und Seele Ihres Partners mit gefühlvollem Hautkontakt in Balance.
Massage ist eine natürliche Möglichkeit sich von Spannungen zu befreien, verkrampfte Muskeln zu lösen und strapazierten Nerven eine Streicheleinheit zu geben. Mehr noch: Gezielte Griffe können helfen Krankheiten vorzubeugen, lindern und heilen. Dabei müssen Sie noch nicht einmal ein Profi sein. Berühren ist ureigener Instinkt, Massage ist seine therapeutische Kunstform. Je nach Technik kann sie beruhigend oder anregend wirken.

Welche Griffe Sie einsetzen, ist Ihnen überlassen. Wichtig ist eine bewusste, gefühlvolle Ausführung, da selbst kleine Hautreize große Wirkung haben. Gut ist: Partnermassage kann jeder lernen. Seien Sie sich jedoch klar darüber: Berührung ist Beziehung! Streichen, Kneten, Reiben, Pressen – Haut-auf-Haut erzeugt Nähe. Wer Hand anlegt, kann den Partner auf allen Ebenen positiv beeinflussen. Die Auseinandersetzung mit dem Körper verbindet und stärkt das Vertrauen. Alles was Sie dazu brauchen, sind Ihre Hände. Sie sind Ihr Werkzeug für mehr Entspannung und Wohlbefinden.

Sie wollen, dass Ihr Liebster oder Ihre Liebste mal wieder so richtig relaxt ist? Oder Ihr Partner leidet in Stressphasen an Schulter- und Nackenverspannungen? Dann haben Sie zum richtigen Ratgeber gegriffen. In diesem Buch finden Sie Tipps und Techniken von Ganzkörper- über Heil- bis hin zu Beauty-Massagen. Lernen Sie Schritt für Schritt die Grundtechniken. Probieren Sie aus, welche Griffe für Sie und Ihren Partner die passenden sind. Gefällt Ihnen eine bestimmte Massagemethode, ist ihre Wirkung besonders effektiv? Dann kombinieren Sie doch einfach mehrere Anwendungen einer Methode.

Einfache Griffe fernöstlicher, klassischer oder biodynamischer Massagearten helfen lästige Alltagsbeschwerden zu bekämpfen und sind wohltuend.

Alle Methoden haben eins gemeinsam: Mit sanftem Druck, Zug oder Streichen an der richtigen Stelle werden Selbstheilungskräfte aktiviert, Spannungen lösen sich und die Durchblutung wird angekurbelt. Bei den Massageanleitungen wird häufig das Wort »Partner« verwendet. Wegen der besseren Lesbarkeit wurde auf die Formulierung »die Partnerin/der Partner« verzichtet. Natürlich können sowohl Frauen als auch Männer massieren und massiert werden.
Für den Massierten gilt: Genießen Sie die Behandlung, spüren Sie dem Wohlgefühl nach. So ist die Massage effektiv, Energien werden freigesetzt und Sie entwickeln ein entspanntes Körpergefühl. Wesentlich für eine positive Wirkung ist die regelmäßige Massage. Nichts geht auf Knopfdruck.
Eine gesunde Lebensweise ist Basis für die Balance von Körper, Geist und Seele. Massage kann keinen Arzt und keine Arznei ersetzen. Wer gesundheitliche Probleme hat, sollte sich ärztlichen Rat holen. Der Massageerfolg kommt mit der Übung. Machen Sie sich bereit, testen Sie die Kraft der heilsamen Berührung.

Partnermassage – Gesundheitspflege und Wellness in einem!

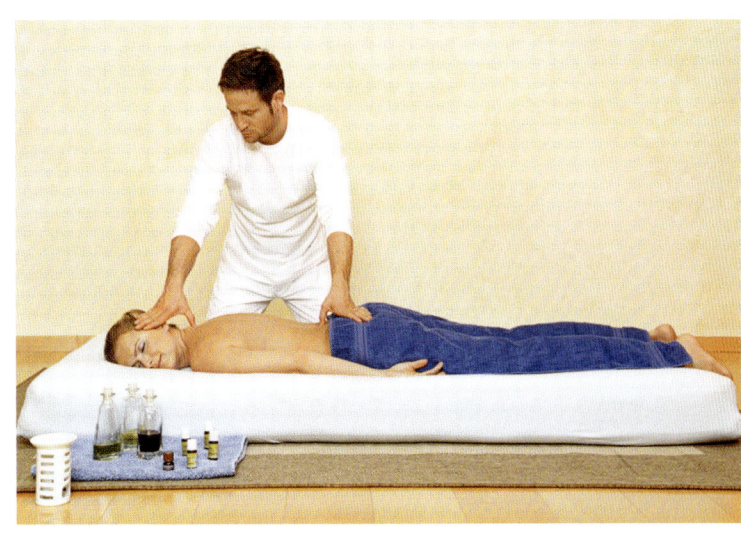

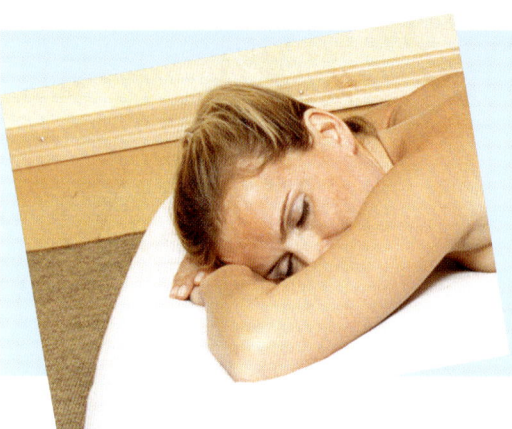

Massage zu zweit

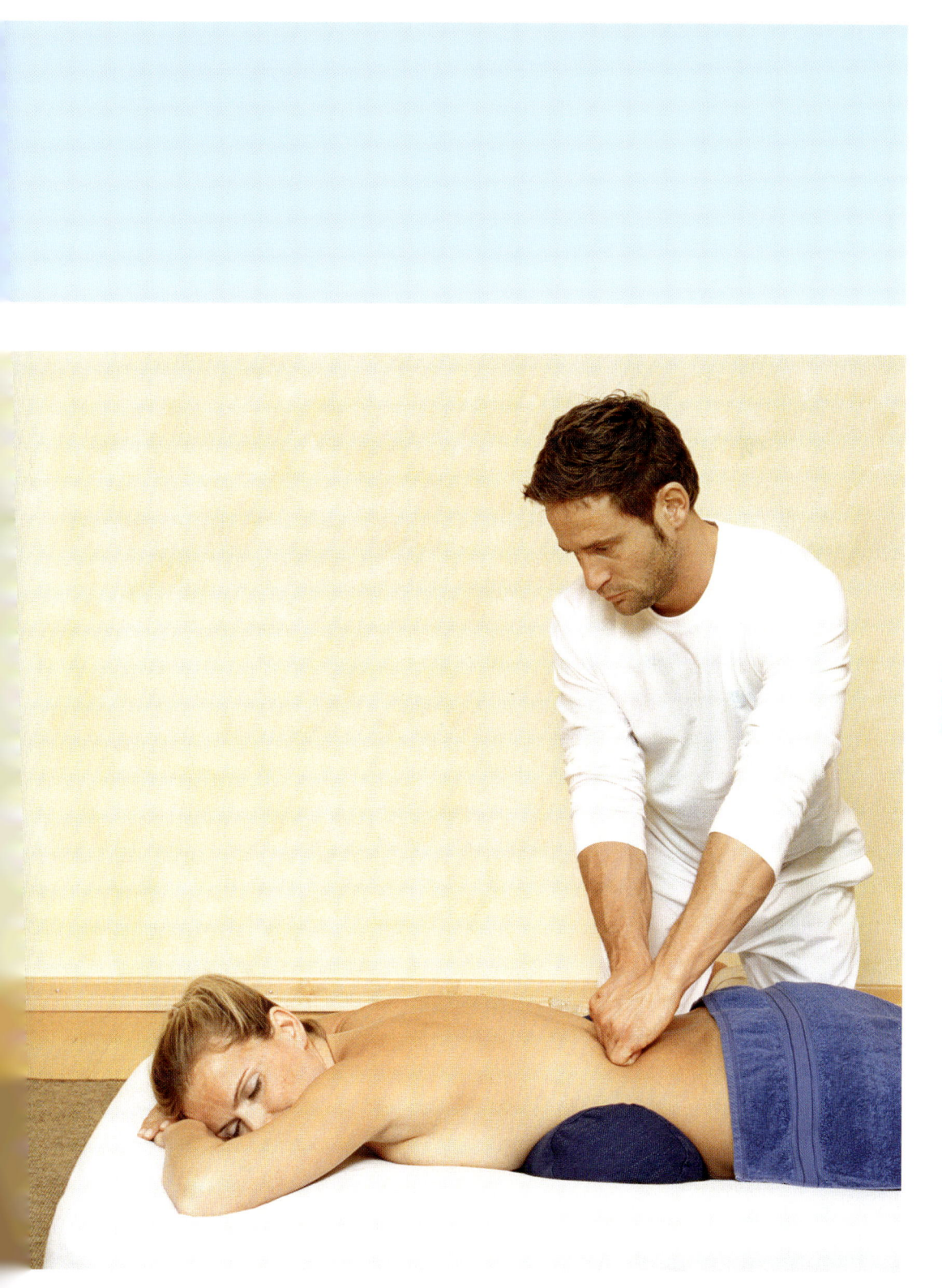

Massage Basics

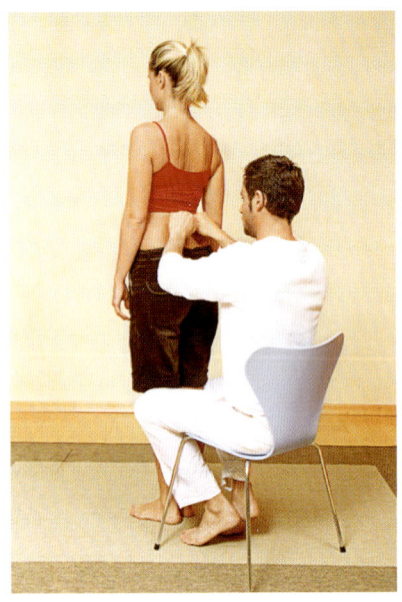

Gezielte Griffe lindern Alltagsbeschwerden auf sanfte Weise.

Wechselseitige Knetkur für Gesundheit und Wohlgefühl

Es ist mehr als ein einfacher Köperkontakt und Sinnesreiz: Berührung ist Heilung. Stoßen wir uns, reiben wir instinktiv unsere schmerzenden Körperstellen. Kein Wunder: Seit Jahrtausenden wird durch Massage die Heilkraft der Hände genutzt. Gleich welche Methode, asiatisch oder westlich, weltweit wird das gesundheitsfördernde Berühren praktiziert. Dabei bewirkt das Haut-auf-Haut-Gefühl nicht nur eine Linderung der Beschwerden, sondern ist eine Streicheleinheit für Körper, Geist und Seele. Dafür müssen Sie kein Masseur sein. Schon grundlegendes Wissen ermöglicht Ihnen erste Hilfe im Alltag und sorgt für Gesundheit und Wohlgefühl. In Zeiten von Stress und Hektik können Sie durch Partnermassage Ihr ganz persönliches Entspannungserlebnis genießen. Mit der Massage zu zweit lernen Sie nicht nur den Körper Ihres Partners intensiver kennen, sondern vertiefen spürbar Ihre Beziehung zueinander.

Was ist Massage?
Sie ist die Kunst der Berührung: Massage ist heilsames Greifen. Studien haben ergeben, dass Hautkontakt die Gesundheit verbessert. Knetende, reibende oder streichende Berührungen wirken durch die Freisetzung des Hormons Oxytocin schmerzlindernd, angstabbauend und stressreduzierend. Während die klassische Massage das Kreislauf- und Lymphsystem anregt, die Zellerneuerung aktiviert, die Verdauung anregt und den Muskeltonus verbessert, zielen ganzheitliche Massagen wie Akupressur auf den gesamten Menschen (Körper, Geist und Seele). Durch die Anregung der Meridiane, Reflexzonen oder Energie-

punkte durch Klopfen, Pressen und Reiben werden Blockaden gelöst und die Lebenskraft angekurbelt.

Woher kommt die Massage?
Das Wissen um die heilende Kraft der Berührung ist so alt wie die Menschheit. In den meisten großen Kulturen gibt es eine jahrtausendalte Massagetradition: Bereits vor 5000 Jahren wurde in China ganzheitliche Massage zur Vorbeugung und Behandlung von Krankheiten eingesetzt. Die Ägypter praktizierten Massagen mit Aromen. Griechische und römische Ärzte verschrieben sie, um Körper und Seele zu schützen. Im Mittelalter setzten Kräuterkundige und Klostermedizin auf Einreibungen und Knetkuren. Im indischen Ayurveda ist Massage ein Mittel zum Entgiften, Entspannen und Ankurbeln der Selbstheilungskräfte. Der griechisch-römischen Tradition entstammt die »klassische Massage«, die ab dem 19. Jahrhundert durch den schwedischen Heilgymnasten Per Henrik Ling und den holländischen Arzt Johan Georg Mezger zu einem wichtigen Bestandteil medizinischer Behandlung wurde.

Buchanleitung auf einen Blick
Partnermassage ist ein ideales Mittel Beschwerden zu lindern, Freude und Wohlbefinden zu bereiten. In diesem Buch lernen Sie die richtige Massagemethode für Ihre Bedürfnisse, erfahren deren Ursprung, bekommen leichte Anleitungen zu den unterschiedlichen Grifftechniken und können von Heil- bis Wohlfühlmassage die passende Anwendung für sich nachschlagen.

> **Quick-Tipp: Gewusst wie!**
>
> **1. Sie wollen durch Massage Beschwerden lindern?**
>
> Schlagen Sie im Kapitel »Heilende Massagen« (ab Seite 46) oder im Register (Seite 94) nach.
>
> **2. Sie möchten eine Massagetechnik erlernen?**
>
> Ab Seite 16 finden Sie alle Grifftechniken leicht verständlich erklärt.
>
> **3. Sie wollen jemanden mit einer Ganzkörper- oder Wohlfühlmassage verwöhnen?**
>
> Im Kapitel »Ganzkörpermassagen« (ab Seite 26) lernen Sie, den gesamten Körper durchzukneten. Alles fürs Wohlgefühl gibt's ab Seite 72.

12_Massage zu zweit

Verbindend berühren

Berühren ist Leben. Ohne Körperkontakt können wir nachweislich nicht existieren. Sich durch sanfte Griffe den Stress vom Partner wegmassieren zu lassen oder einem vertrauten Menschen Nähe und Aufmerksamkeit zu schenken, ist wie eine heilsame Liebeserklärung. Voraussetzung ist ein gutes Verhältnis zueinander. Liegt Missstimmung in der Luft, lassen Sie die Finger vom Partner. Dann ist ein Gespräch sinnvoll.

Wer Lust zum Massieren hat, sollte neben warmen Händen, unberingten Fingern und kurzen Fingernägeln vor allem Feingefühl haben. Grundsätzlich gilt: Solange kein Berührungsschmerz entsteht und die Griffe angenehm wirken, machen Sie alles richtig.

Maximal so stark wie man einen Kuchenteig knetet, darf man den Körper »bearbeiten«. Fleischige, gut gepolsterte Stellen können kräftigeren Druck vertragen als knochige Körperpartien. Fließende, ruhige Bewegungen sind das A und O. Achtung: Schmerzen die Hände nach der Massage, haben Sie zu viel Druck ausgeübt.

Massieren Sie immer in Richtung Herz, d.h. von der Hand in Richtung Schulter. Ist Ihrem Partner ein Griff unangenehm, reduzieren Sie den Druck oder probieren eine andere Massageart.

Massagetabus

Nicht in jedem Fall dürfen Sie sich massieren lassen. Bei akuten Gefäßerkrankungen, Fieber, Herz-Kreislauf-Schwäche, Depression, ansteckenden Hautkrankheiten, Hautkrebs, Infektionskrankheiten oder Entzündungen heißt es: Hände weg!

Massieren Sie nie auf gereizter Haut, Ausschlägen, Verbrennungen oder Erfrierungen. Frisch operierte Narben, Krampfadern und Thrombosen sind ebenfalls tabu.

Bedenken Sie: Massage vollbringt keine Wunder, im Akutfall ersetzt

sie weder Arzt noch Arznei. Bei anhaltenden Beschwerden muss ein Mediziner konsultiert werden. Nur durch eine fachmännische Diagnose können ernsthafte Erkrankungen ausgeschlossen werden.
Wer chronisch krank ist, an Epilepsie oder Atembeschwerden leidet, sollte sich für die Massage die Erlaubnis des Arztes holen. Ebenso Schwangere: Generell darf nur sanft geknetet, Unterbauch und Rücken überhaupt nicht behandelt werden. Ist der Körper nicht durch lange Krankheit, schwere Arbeit, sportliche Anstrengung oder übermäßigen Hunger, Alkoholgenuss und Übersättigung strapaziert, dürfen Sie loslegen.

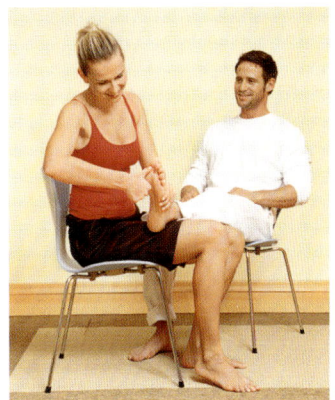

Eine Fußmassage kann Beschwerden lindern.

Top-Gründe für eine Partnermassage
Jeder Mensch hat die Fähigkeit die Heilkraft seiner Hände zu nutzen. Greifen Sie zu, schenken Sie sich und Ihrem Partner ein gutes Gefühl. Sorgen Sie für Linderung bei alltäglichen Beschwerden. Die Anregung des Fingerdrucks macht Sie fit. Wer sich gegenseitig verwöhnt und entspannt, beugt stressbedingten Krankheiten vor und kurbelt seine Körperabwehr an.
Gönnen Sie sich regelmäßig kleine Inseln des heilsamen Greifens – schon dreimal wöchentliche Mini-Massagen von zehn Minuten können das Arzt- und Therapeutenhonorar ersparen. Muskelspannung wird abgebaut, das Bindegewebe gekräftigt, die Durchblutung und der Lymphfluss angeregt, Energieblockaden werden aufgehoben, Energiezentren stimuliert, die Zellerneuerung aktiviert, das Körpergefühl und das Selbstbewusstsein gestärkt. Körperliche Anstrengungen und seelische Belastungen werden besser verkraftet. Die partnerschaftlichen Berührungen brechen Barrieren in einer Beziehung und schaffen Raum für einen offenen vertrauensvollen, ungezwungenen Umgang. Sie werden sich zufriedener, gesünder und ausgeglichener fühlen.

Massage-Warm-up

Relax-Oase
Massieren ist Nähe und Energieaustausch. Eine angenehme, ungestörte Atmosphäre sorgt für den Genuss. Schalten Sie Telefon und Türglocke aus! Gedämpftes Licht durch Kerzen, natürliche Raumdüfte und Aromen (Aromalampe, Räucherstäbchen), beruhigende Hintergrundmusik und ein warm temperierter Raum (ca. 24 °C) lassen den Alltag vergessen.

Bequem lautet die Devise für die richtige Lage während der Massage. Dabei sollte die Unterlage weder zu weich noch zu hart sein. Wer regelmäßig massiert, für den ist ein Massagetisch ideal (Fachhandel). Als Ersatz dienen ein großer Tisch oder der Fußboden mit weicher Auflage. Saubere, streichelsanfte Laken und Decken halten den Behandelten während und nach der Massage warm. Zusammengerollte Kissen oder Handtücher stützen den Nacken in Rückenlage oder die Knöchel in Bauchlage und beugen Krämpfen und Verspannungen vor. Wichtig: Der Massierende muss freien Zugang zum gesamten Körper des Partners haben.

Eine passende Unterlage und ein paar Utensilien sind Massagevoraussetzungen.

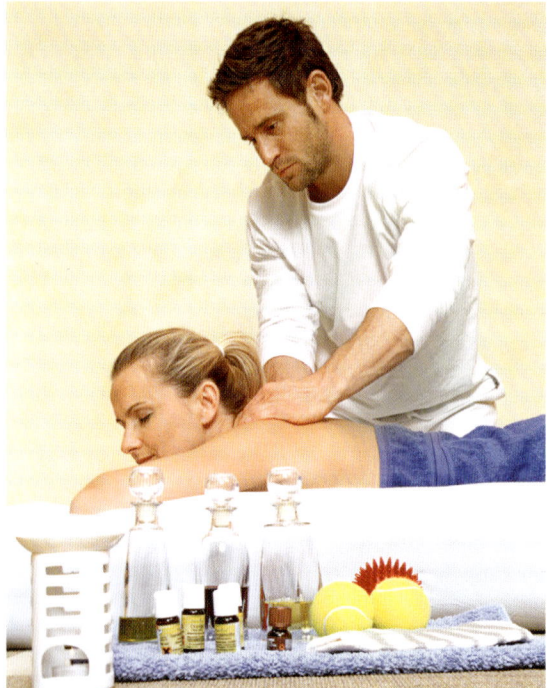

Massageöle
Es ist ein hautfreundliches Hilfsmittel, was die Hände bei der Massage geschmeidig über den Körper gleiten lässt – Öl. Achtung: kaltes Massageöl vor der Anwendung im Wasserbad erwärmen und nicht mehr als 5 Milliliter (½ EL) verwenden. Verreiben Sie das Körperöl erst entfernt

vom Partner in Ihren Handflächen, damit ein dünner Film entsteht. Die Flasche sollte geschlossen in Reichweite stehen. Geeignet sind fettige Pflanzenöle wie Jojoba- oder Sonnenblumenöl. Lavendel fördert die Wundheilung, ist krampflösend, schmerzlindernd und beruhigt. Kamille besänftigt gereizte Haut, hilft gegen innere Unruhe, Schlaflosigkeit und entspannt die Muskulatur. Koriander regt Lymphe, Leber und Nieren an, entgiftet, hilft gegen Magenbeschwerden, Schlaflosigkeit und nervöse Angst.

Für die Eigenherstellung von Körperölen kaufen Sie kalt gepresste Pflanzenöle und 100 Prozent reine ätherische Öle. Mischen Sie diese im Verhältnis 1:5 (10 Tropfen Aroma auf 50 Milliliter Trägeröl), bei intensiven Aromen 1:25 (2 Tropfen Aroma auf 50 Milliliter Öl). Die Mischung reicht für eine Ganzkörpermassage.

> **TIPP**
> Verwenden Sie Aromatherapieöle für die Massage, so verbinden Sie die heilsamen Griffe mit wohltuenden Gerüchen.

Kleine Helfer

Bevor Sie Hand anlegen, legen Sie Ihren Schmuck ab, kürzen Sie Ihre Fingernägel und wärmen Sie Ihre Hände (im Handbad 35 °C, für 2 Minuten). Reiben Sie die Handflächen kräftig aneinander, lockern Sie die Finger und atmen Sie tief ein.

Eine positive und entspannte Einstellung, Konzentration auf sich und Ihren Partner sind Massagevoraussetzungen. Lassen Sie sich auf den Atemrhythmus Ihres Partners ein, legen Sie beide Hände sanft auf die Haut, verweilen Sie einige Sekunden. Halten Sie während der Behandlung ständigen Körperkontakt. Das gibt ein Gefühl der Sicherheit. Praktische Massagehelfer sind Igelbälle, Massageroller aus Holz, selbst Tennisbälle. In Kreisbewegungen sanft über den Körper gerollt, lockern sie die Muskulatur.

Grundlegende Grifftechniken

Energiemassagen

Die Lebensenergie in Balance halten, Blockaden lösen und den Heilungsprozess anzukurbeln, ist das Ziel zahlreicher ganzheitlicher asiatischer Massagemethoden. Dabei behalten die sanften Techniken wie Tuina, Akupressur und Shiatsu stets die Einheit von Körper, Geist und Seele im Blick.

Basis für die jahrtausendealten Heilmassagen der Traditionellen Chinesischen Medizin (TCM) sind den Körper durchziehende Energiebahnen, so genannte Meridiane. Jeder dieser Qi-Leitbahnen wird ein Organ und ein Aufgabengebiet zugeschrieben. So steht der Herzmeridian für die Gefühlswelt und das Herz.

Lebensenergie, das Qi, versteht sich hier nicht wie in der Schulmedizin als Energieverbrauch der Organe, sondern als Lebenskraft. Es gibt zwölf Hauptmeridiane und acht Sonderleitbahnen. Sie unterteilen sich nach Yin und Yang – Gegensatzpaaren wie Passivität (Yang) und Aktivität (Yin), der philosophischen Grundlage der TCM. Entlang der Meridiane befinden sich 365 Energiepunkte. Das Netz des Qi sowie seine Heilpunkte entsprechen dabei nicht Nerven, Adern oder Ähnlichem. Mit Hilfe der Infrarot-Thermografie konnte die Forschung die Meridiane sichtbar machen. Sie sind die Energie- und Lichtleitbahnen des Körpers und nur an den Akupunkturpunkten kann das Licht in den Körper ein- und austreten.

Anregen der Lebenskraft

Beschwerden können den freien Fluss des Qi behindern. Umgekehrt gilt: Kann das Qi aufgrund äußerer oder innerer Einflüsse nicht mehr ungehindert und gleichmäßig stark fließen, kommt es zu Beschwerden. Die Gegensätze Yin und Yang sind nicht mehr im Gleichgewicht. Energiemassagen lösen die Blockaden und bringen die Kräfte wieder in Balance. Keine Sorge: Für die Harmonisierung der Lebensenergie

Grundlegende Grifftechniken_17

müssen Sie nicht alle Heilpunkte kennen. Wichtig für die Partnermassage sind die 14 »großen Meridiane« (zwölf Hauptmeridiane und zwei Sonderleitbahnen). Sie werden in der Akupressur, Tuina- und Shiatsu-Massage durch Druck, Streichen und Reiben stimuliert. Das Ungleichgewicht der Kräfte, Stauungen und Schwächen werden dadurch aufgehoben. Studien belegen, die Reizung der Energiepunkte und -bahnen regt die körpereigene Produktion schmerzlindernder Endorphine an.

> **»Große Meridiane«**
>
> *Yang:* **Dickdarm-, Magen-, Dünndarm-, Blasen-, Gallenblasen- und Dreifacher-Erwärmer-Meridian**
>
> *Yin:* **Lungen-, Milz-Pankreas-, Nieren-, Herz-, Leber- und Kreislauf-Sexualität-Meridan**
>
> *Sonderleitbahnen:* **Lenker- und Konzeptionsgefäß**

Die zwölf Hauptmeridiane (Leitbahnen) und die beiden Sonderleitbahnen

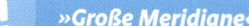

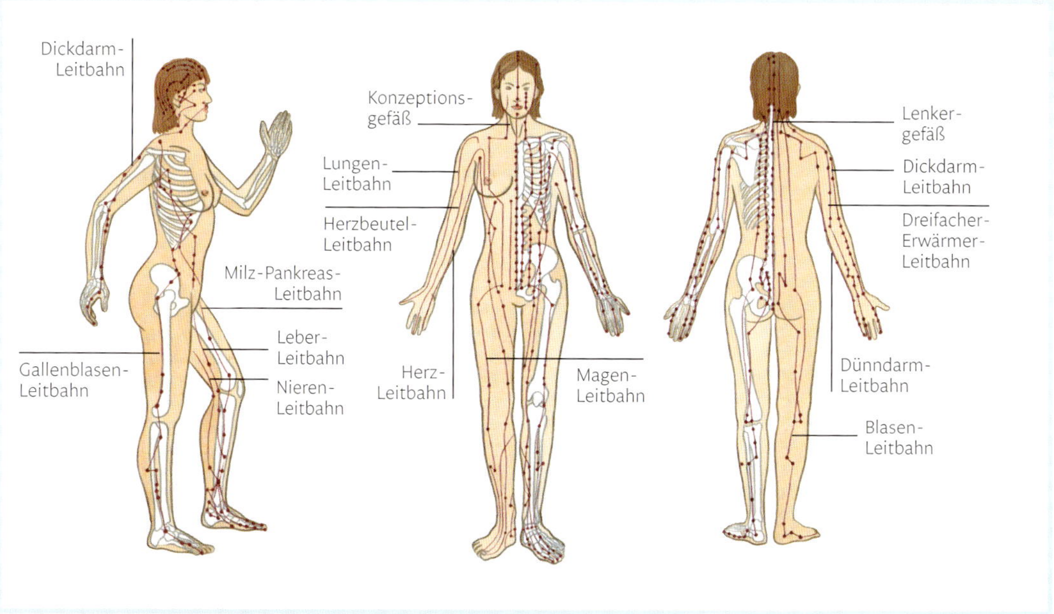

18_Massage zu zweit

Tuina

Seit Jahrtausenden nutzt sie die Traditionelle Chinesische Medizin zur Entspannung und Schmerzlinderung: Tuina-Massage (tui = schieben, na = greifen). Bis heute wird die aus der Shang Dynastie (1700 v. Ch.) stammende Knetkunst der Kaiser als sanftes Heilmittel angewandt. Die moderne asiatische Medizin setzt Tuina besonders im Bereich der Orthopädie und Kinderheilkunde ein. Philosophische Grundlage der Behandlung sind die polaren Kräfte Yin und Yang. Massagegriffe wie Rollen, Reiben und Kneten sollen die durch Stress oder Schmerz gestörte Energiebalance wieder ausgleichen.

So geht's

Mit seinen 300 Grifftechniken lockert Tuina nicht nur die Muskulatur, Sehnen und Bänder, es bringt und hält das Qi in Balance. Ähnlich wie bei der Akupressur behandelt Tuina überwiegend punktuell. Wichtig ist: Egal, ob Sie den Griff mit nur einem Finger oder mit beiden Händen ausüben, die Berührung muss bewusst und genau erfolgen. Dauer: mindestens 30 Sekunden.

Die Tuina-Grifftechnik Pressen

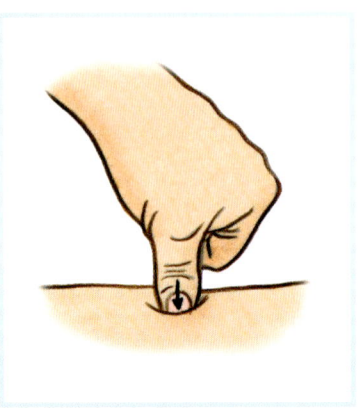

Art

Tuina arbeitet mit unterschiedlichen Griffmethoden: Pressen, Kneten, Reiben, Kneifen, Klatschen, Rollen, Rotieren, Schieben und Schütteln. Für die Partnermassage sind besonders die ersten drei Varianten sinnvoll. Pressen: Mit Ellbogen, Hand oder Fingern wird gleichmäßiger Druck auf einen Heilpunkt oder eine

Grundlegende Grifftechniken_19

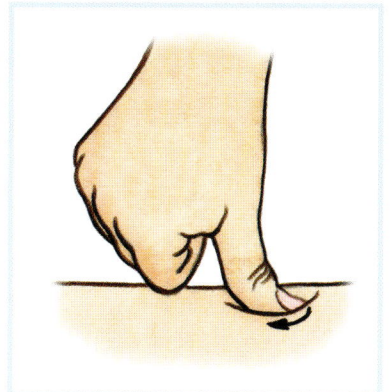
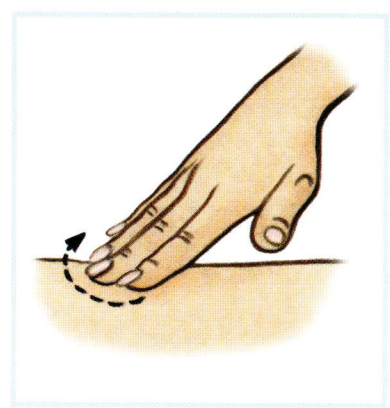

Die Tuina-Grifftechniken Kneten (links) und Reiben (rechts)

Energiezone ausgeübt. Achtung: Bleiben Sie bei einer konstanten Massagestärke. Perfektes Presswerkzeug für alle Körperbereiche sind die Fingerkuppen.
Kneten: Kneten Sie mit Handflächen, Fingern oder Ellbogen in einer regelmäßigen Kreisbewegung die Akupunkturpunkte und Energiezonen.
Reiben: Zeige-, Mittel- und Ringfinger reiben langsam kreis- oder linienförmig mit mäßigem Druck über die Haut. Lassen Sie dabei Ihr Handgelenk immer locker und beweglich. Vorsicht: nicht zerren oder die Haut zu stark reizen.
Achten Sie bei allen Griffen darauf, den Hautkontakt zu Ihrem Partner nicht zu unterbrechen.

Stärke
Massiert wird in drei Stärken:
Stärke 1: sanfter Druck – wie auf eine Taste
Stärke 2: mittlerer Druck – wie auf eine Cremetube
Stärke 3: kräftiger Druck – wie auf Knetgummi

20_Massage zu zweit

Verwandte Techniken

Akupressur

Akupressur bezweckt Heilen durch punktgenauen Druck. Das sagt bereits der Name: acus lat. = Punkt, pressare lat. = pressen. Geistiger Vater der Grifftechnik soll der chinesische Kaiser Huang Di sein. Bereits vor 5000 Jahren begründete er die Ursprungsmethode Akupunktur. Ziel der Akupressur: durch Druck entlang der Meridiane die Energiepunkte zu aktivieren. Behandlungsgrundlage: Yin und Yang und die Lebensenergie Qi. Während der Akupressur werden Antischmerzstoffe und Entspannungshormone ausgeschüttet.

Oben: Fingerdruck
Unten: Sedieren

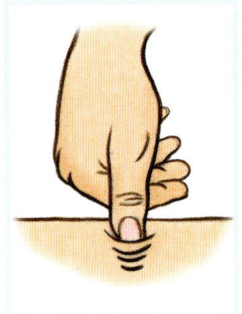

So geht's

Wichtig für die Behandlung des Partners ist, die Grundfunktionen der klassischen Akupressurpunkte zu wissen. Sie bewirken die Harmonisierung, Anregung und Beruhigung des Qi. Pro Meridian gibt es einen Anregungs- und Beruhigungspunkt sowie Harmonisierungspunkte am Anfang und Ende der Energiebahn. 90 Spezialpunkte neben den Meridianen dienen der Behandlung komplexer Störungen. Druckdauer: 30 Sekunden bis zu 10 Minuten.

Art

Der gezielte Fingerdruck mit der Kuppe von Daumen, Zeige- oder Mittelfinger ist die wesentliche Grifftechnik. Massiert wird in kleinen Kreisbewegungen. Im Uhrzeigersinn wirken sie anregend, gegen den Uhrzeigersinn beruhigend. Sediert wird durch anwachsenden Druck der Fingerkuppe auf den Energiepunkt.

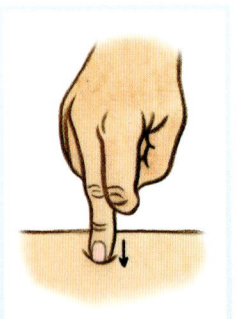

Stärke

Akupressieren Sie mit sanftem und gleichmäßigem Druck, Stärke 1 oder kurz und kräftig, Stärke 3. Oder sedieren Sie mit ansteigendem Druck, Stärke 1 bis 3. Gehen Sie nie über die Schmerzgrenze hinaus.

Verwandte Techniken_21

Shiatsu

Altbewährte TCM-Techniken kombiniert zu einer modernen Massagemethode: Shiatsu (shi = Finger, atsu = Druck) ist der japanische Fingerdruck des 20. Jahrhunderts. Wie Tuina und Akupressur wirkt die Heilmethode ausgleichend und anregend auf die Lebensenergie. Ihr Grundprinzip: die Lehre des Qi (japanisch = Ki), die Meridiane sowie Yin und Yang.

Wirkung: entspannend, vitalisiert die Haut, regt die Flüssigkeitszirkulation an, lockert die Muskulatur, harmonisiert das Hormonsystem und verbessert das Körpergefühl.

Oben: Fingerdruck
Unten: Handflächendruck

So geht's

Um Stauungen im System zu lösen, nutzt Shiatsu die Kraft der Finger, Ellbogen, Unterarme und Handflächen. Aber: Kneten Sie nur, wenn der Körper Ihres Partners warm ist. Gesundheitlichen Schäden kann so vorgebeugt werden. Während der Massage möglichst senkrechten Druck ausüben, so wird der Qi-Fluss optimal angeregt. Druckdauer: 2 bis 7 Sekunden.

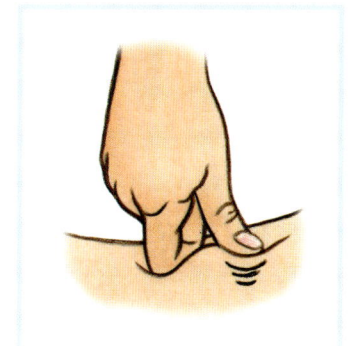

Art

Bei der **Fingerdrucktechnik** arbeiten Sie mit bis zu vier Fingern oder der Daumenkuppe. Der **Handflächendruck** wird in kreisenden, reibenden, wellenförmigen oder greifenden Bewegungen ausgeübt.

Stärke

Sanft und lang (Stärke 1) oder kurz und kräftig (Stärke 3) massieren.

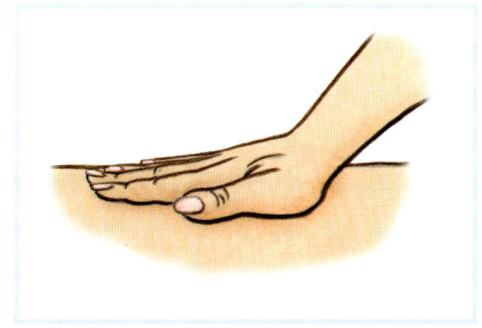

22_Massage zu zweit

Reflexzonenmassage

Schon die Ägypter, Asiaten und Indios wussten, dass bestimmte Zonen an Händen und Füßen mit den inneren Organen zusammenhängen. Doch erst der amerikanische HNO-Arzt Dr. William H. Fitzgerald begründete zu Beginn des 20. Jahrhunderts die moderne Reflexzonentherapie – das Heilen und Harmonisieren des Körpers durch Reizung der Reflexzonen.
Die Physiotherapeutin Eunice Ingham-Stopfel erkannte in den 1930ern, dass Hände und Füße Miniaturnachbildungen des Körpers sind. Von da an konnten die Griffe gezielt gesetzt werden.

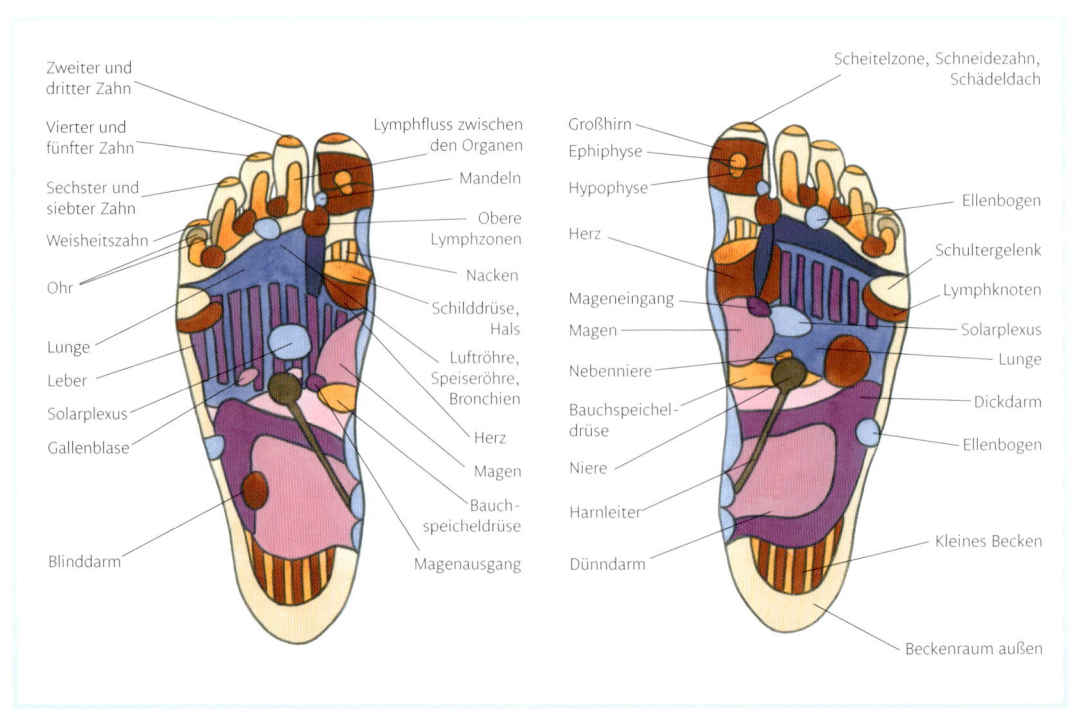

Verwandte Techniken_23

So geht's

Behandlungsgrundlage ist der Cuti-viscerale Reflex. Organe und Haut senden über die Nervenbahnen Informationen zum Rückenmark. Wie in einer Verteilerdose werden dort alle Nachrichten gesammelt und zum Gehirn gesendet. Durch den Zusammenschluss der Informationen im Rückenmark sind Wechselwirkungen möglich. Reize an den Reflexzonen senden Impulse an Organe und die zugehörige Körperregion. Dabei entspricht zum Beispiel der linke Fuß der linken und der rechte Fuß der rechten Körperhälfte. Die Kopfzone liegt an den Zehen und die Beckenzone an den Fußballen.

Die Behandlung der Fußreflexzonen ist ideal für eine Partnermassage.

Massieren Sie mit dem Daumen. Eine Hand hält dabei den gestreckten Fuß, die andere behandelt ihn, ohne jedoch den Hautkontakt abzubrechen, Dauer 1 bis 2 Minuten.

Rubbeln Sie die Füße vor Beginn der Behandlung warm. Vorsicht: Massieren Sie nicht, wenn Ihre Füße verletzt sind, bei Hautkrankheiten oder sich Ihre Haut kalt anfühlt.

Oben: Kreisen
Unten: Drücken

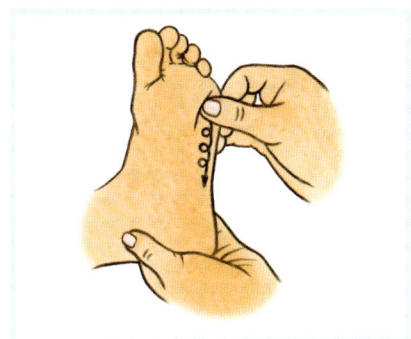

Art

Führen Sie die Reflexzonenmassage in den drei folgenden Griffvarianten durch:

Kreisen mit festem Druck und fließenden Bewegungen im Mini-Radius mit der Daumenkuppe auf der Reflexzone. Die Wirkung: anregend.

Drücken Sie mindestens 1 Minute konstant und kräftig mit dem Daumen in die Zone. Die Wirkung: schmerzlindernd.

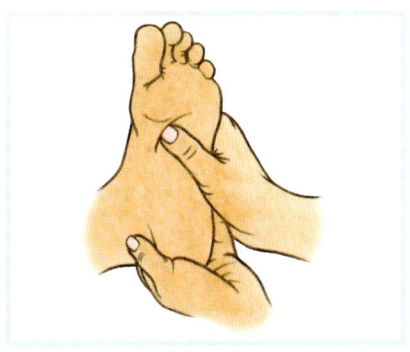

24_Massage zu zweit

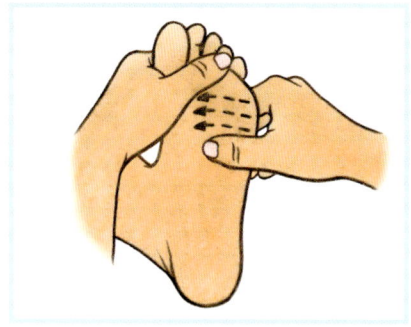

Raupengang

Wandern Sie im **Raupengang** mit der Fingerkuppe in einer Wellenbewegung von einer Zone zur anderen. Wichtig: Verlieren Sie beim Schieben oder Streichen nie den Hautkontakt.

Stärke
Langsam, behutsam und gleichmäßig den Druck während der Massage steigern und wieder reduzieren, Stärke 1-3-1.

Schwedische Massage

Der Selbstheilungswille war der Grund für die Entwicklung dieser Massageart. Um seine rheumatischen Beschwerden zu lindern, entwickelte der Schwede Per Henrik Ling Anfang des 20. Jahrhunderts die klassische schwedischen Massage.
Die bis heute gültigen französischen Fachausdrücke effleurage, petrissage und friction führte jedoch der Niederländer Johan Georg Mezger (1839 bis 1909) ein. Seine Vereinheitlichung des Griffsystems machte die Knetkur für jedermann praktikabel. Ihre Wirkung: Die Durchblutung wird angekurbelt, der Lymphfluss angeregt, die Muskelspannung verbessert, die Atmung reguliert und Entspannung tritt ein.

So geht's
Drei Griffe sind für die Partnermassage besonders geeignet: Streichen (effleurage), Kneten (petrissage) und Reiben (friction). Üben Sie nicht zu starken Druck aus. Schläge und Griffe unter die Haut bleiben dem Physiotherapeuten vorbehalten.
Wärmen Sie Ihre Hände vor der Massage mit einem lauwarmen Handbad oder durch kräftiges Aneinanderreiben auf. Verteilen Sie etwas Massageöl auf Ihren Handflächen, damit die Hände sanft über die

Verwandte Techniken_25

Haut gleiten können. Bevor Sie loskneten, legen Sie die Hände ein paar tiefe Atemzüge lang auf die Haut Ihres Partners zur gemeinsamen Einstimmung.
Führen Sie die Massagebewegung immer in Richtung Herz aus. Die Durchblutung wird dadurch gefördert, die Entschlackung angeregt. Ausnahme: Bei der Fußmassage gehen die Streichungen vom Körper weg. Behandeln Sie Knötchen und empfindliche Stellen nur behutsam. Massagedauer: mindestens 1 Minute.
Wichtig: vor einer Wiederholung oder einem Seitenwechsel den Griffen kurz nachspüren.

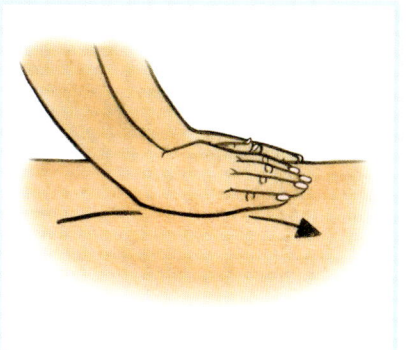

Art
Empfehlenswerte Grifffolge: streichen, kneten, reiben. Streichungen machen den Muskel weich, Kneten lockert ihn und Reiben fördert die Durchblutung.
Beim **Streichen** (Grafik oben) sanft und gleichmäßig stark mit der gesamten Handfläche über die Haut gleiten. Danach unter ständigem Hautkontakt **kneten** (Mitte): Handflächen mit geschlossenen Fingern flach auflegen, Handfläche zudrücken, wobei Finger und Daumen das Muskelgewebe greifen, pressen oder rollen. Zum Schluss mit dem Daumen in kleinen Kreisbewegungen die Muskelpartie **reiben** (unten). Für ein Vorwärtswandern die Kreise spiralförmig öffnen.

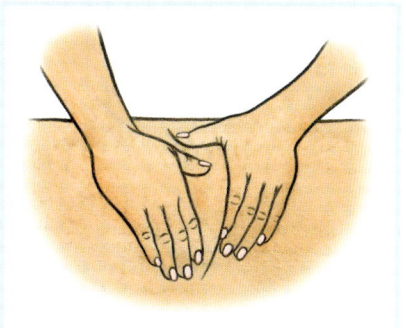

Stärke
Reiben und streichen Sie stets sanft, Stärke 1. Beim Kneten können Sie kräftiger zupacken, Stärke 3.
Vorsicht: Gehen Sie nicht über die Schmerzgrenze!

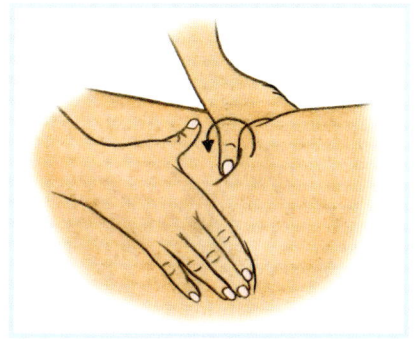

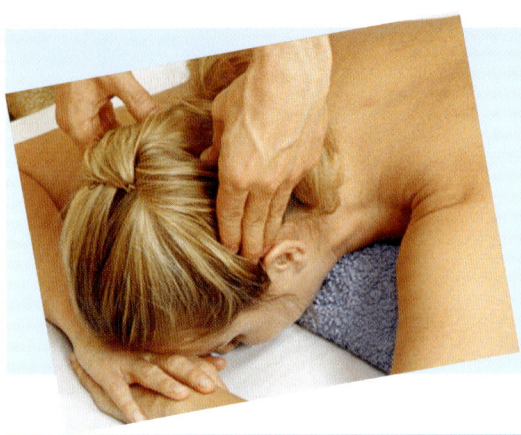

Ganzkörper-massagen

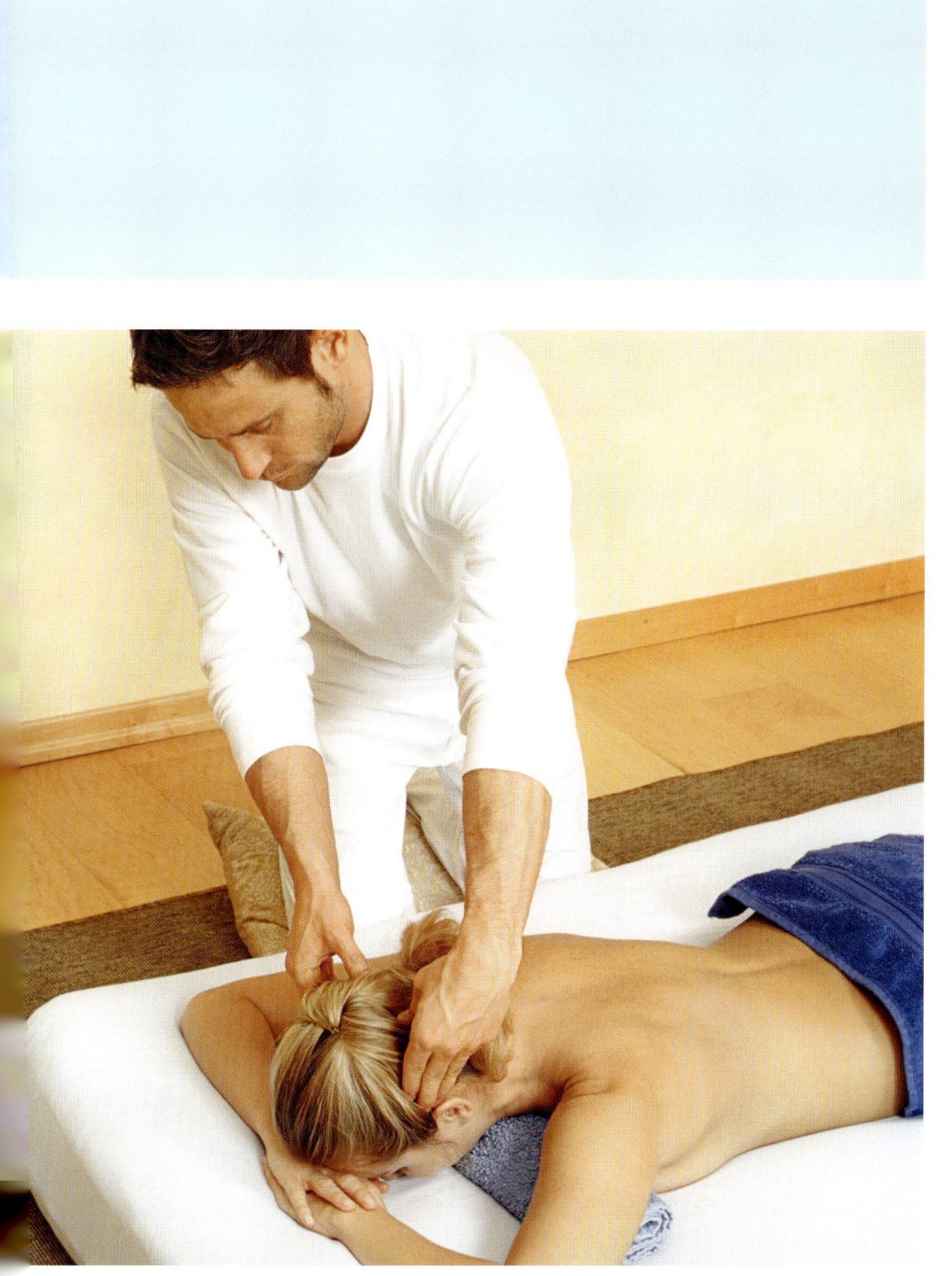

Shiatsu

Schwache Energieströme anregen, überschießende Energie sedieren: Ganzkörper-Shiatsu bringt das Qi wieder in Balance.

Bevor Sie mit der Shiatsu-Massage loslegen, beachten Sie drei wesentliche Grundregeln:
- Wärmen Sie den Körper des Massagegenießers auf. Leichte Streichungen mit den Handflächen in Richtung Herz lockern die gesamte Muskulatur.
- Strecken Sie seine Muskeln. Dehnen Sie nacheinander Arme und Beine durch leichten Zug. Dabei umfasst eine Hand den zu lockernden Körperteil, die andere bewegt ihn sanft vom Körper weg, bis der Massierte einen leichten Zug verspürt. Kurz in der Stellung verharren, dann langsam lösen.
- Stützen Sie den Körper Ihres Partners.

Partnermassage in Seitenlage

Die bequemste Position für den Partner: Shiatsu in Seitenlage. Der Kopf kann dabei auf einer Nackenrolle liegen. Mit dem aufliegenden Arm stabilisiert man den Körper. Ausgestreckt und angewinkelt, verhindert der Arm das Kippen. Frei ausgestreckt ruht der andere auf der Oberseite.

Liegt der zu Massierende nur ganz leicht erhöht, z.B. auf einer Matratze, die sich auf dem Boden befindet, kniet der Masseur neben dem Liegenden. Ein Polster oder eine Decke unter den Knien des Massierenden verhindert Gelenkschmerzen.

Liegt der zu Massierende erhöht, platzieren Sie sich unverkrampft auf einem Stuhl oder Schemel in der Entfernung von einer Armlänge zu ihm. Beide Beteiligten sollen während der Behandlung immer entspannt bleiben.

Massagedauer: ca. 12 Minuten pro Seite.

Hals und Nacken

1 Beginnen Sie das Ganzkörper-Shiatsu mit der linken Körperseite. Ihre Knie befinden sich am Rücken des Partners und Sie stützen mit der linken Hand seine linke Schulter. Massieren Sie nun das gesamte Nackengebiet entlang der Meridiane vom Kopf in Richtung Schultern. Setzen Sie für das manuelle Dehnen und Massieren der Muskeln die Handflächentechnik (siehe Seite 21) ein. So geht's: Der Daumen zeigt zum Kinn, kleiner Finger, Zeige-, Mittel- und Ringfinger liegen geschlossen im Nacken. Reiben Sie mit sanftem, senkrechtem Druck langsam von oben nach unten.

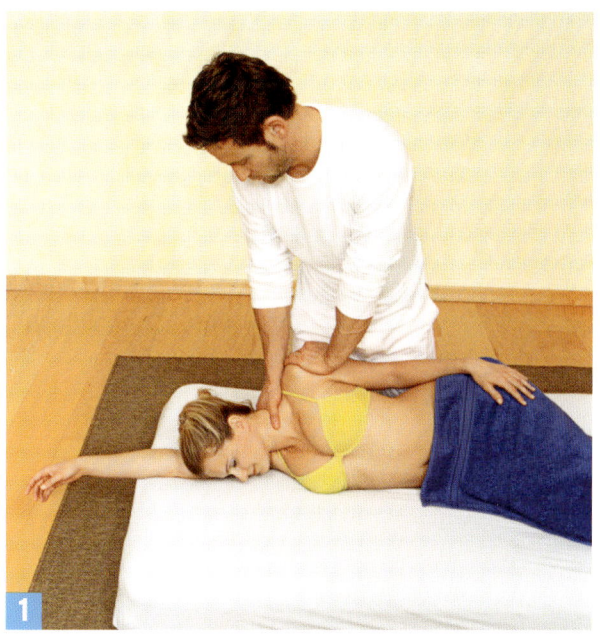

2 Während die linke Hand auf der Stirn ruht, massiert die rechte Hand mit zwei Fingern um den gesamten unteren Schädel herum. Achten Sie dabei auf eine ruhige und tiefe Atmung. Unterbrechen Sie nicht den Hautkontakt zu Ihrem Partner. Ist eine Hand untätig, bleibt sie stabilisierend und besänftigend an seinem Körper. Druck: Stärke 1.

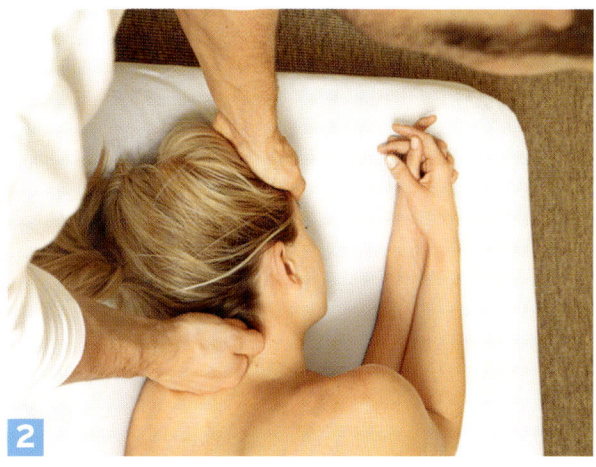

30_**Ganzkörpermassagen**

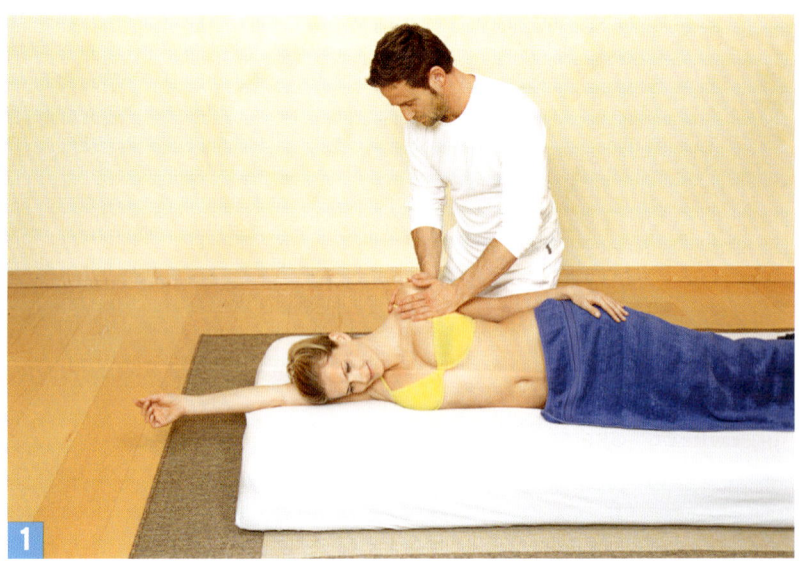

Schultern und Wirbelsäule

1 Im Rücken des Partners positioniert, fasst der Massierende dessen obere Schulter. Nehmen Sie dazu beide Hände. Die Finger sind geschlossen, eine Handfläche ruht auf dem Schulterblatt, die andere streift das Schlüsselbein. Ziehen Sie die Schulter langsam und gefühlvoll in Richtung Füße. Kurz die Dehnung halten, sanft lösen. Behandeln Sie weiterhin die Schultern: Der Massierende stützt mit seiner Rechten die obere Schulter seines Partners ab. Mit dem Daumen sowie dem Knöchel des angewinkelten Zeigefingers der Linken behandeln Sie den Rücken zwischen den Schulterblättern und der Wirbelsäule. Achtung: niemals Druck direkt auf die Wirbelsäule ausüben! Beginnen Sie auf der Höhe des ersten Brustwirbels und »wandern« Sie bis zum achten Wirbel abwärts. Druck: Stärke 1.

Arme

2 Erinnern Sie sich als Massierender immer wieder an die drei Grundregeln: Wärmen, Dehnen und Stützen (siehe Seite 28). Los geht's: Beide Hände liegen auf dem Oberarm Ihres Partners. Ihre Knie stabilisieren den Rücken. Finger und Daumen massieren nun leicht den Oberarm. Massagerichtung: von der Schulter zum Ellbogen.

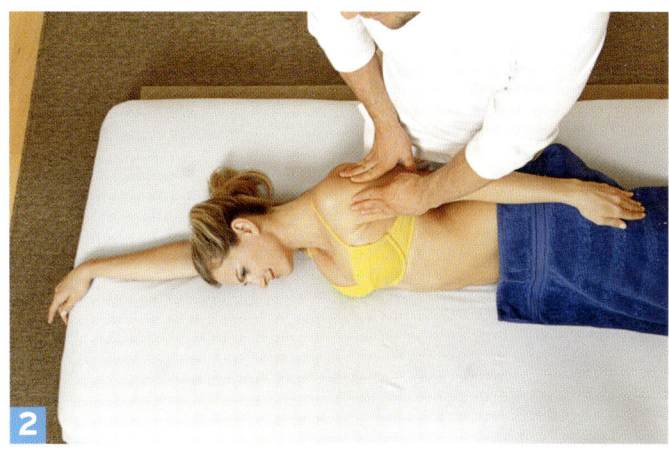

3 Anschließend stabilisieren Sie mit der rechten Hand die Schulter Ihres Partners. Die linke Hand massiert den gesamten Arm bis zum Handgelenk. Bleiben Sie mit der linken Hand am Handgelenk und wiederholen Sie die Massage mit der rechten Hand von der Schulter abwärts. Aufgepasst: Je stärker der Druck, den Sie ausüben, desto wichtiger ist es, auf den eigenen Atemrhythmus zu achten. Machen Sie tiefe und entspannte Atemzüge. Nur so bleibt die Behandlung unverkrampft. Druck: Stärke 1 bis 2.

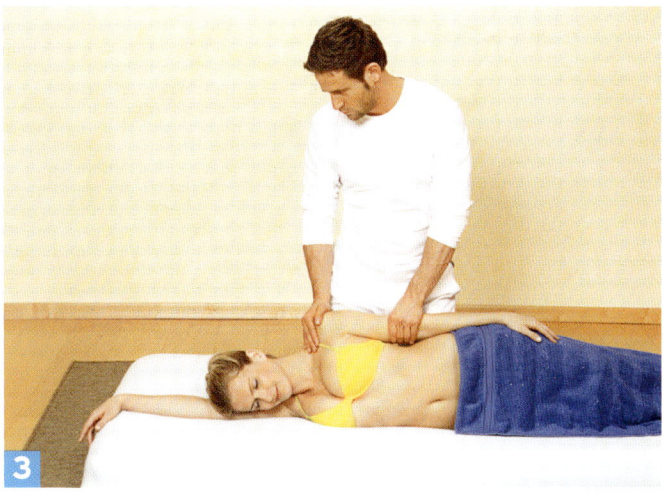

32_Ganzkörpermassagen

Hüften und Beine

1 Knien Sie in Blickrichtung der Beine, schräg hinter Ihrem Partner. Mit der rechten Hand stützen Sie seinen Körper, mit der linken behandeln Sie ihn. Bearbeiten Sie den unteren Rücken seitlich des dritten bis fünften Lendenwirbels und des Steißbeins entlang der Dickdarm-, Dünndarm- und Gallenblasenmeridiane. Grifftechnik: Zwei-Finger-Massage.

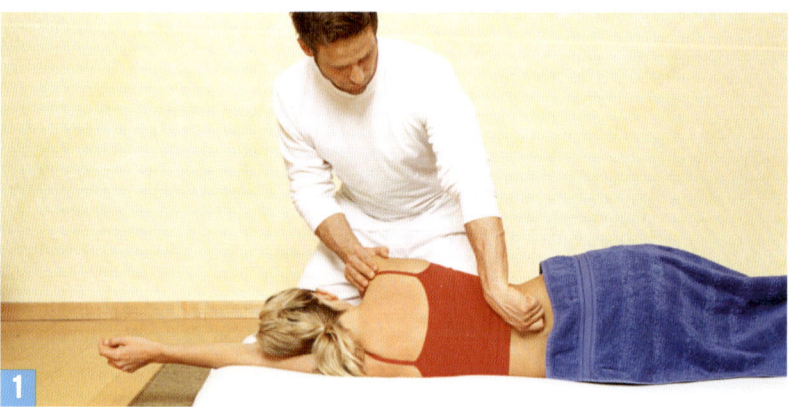

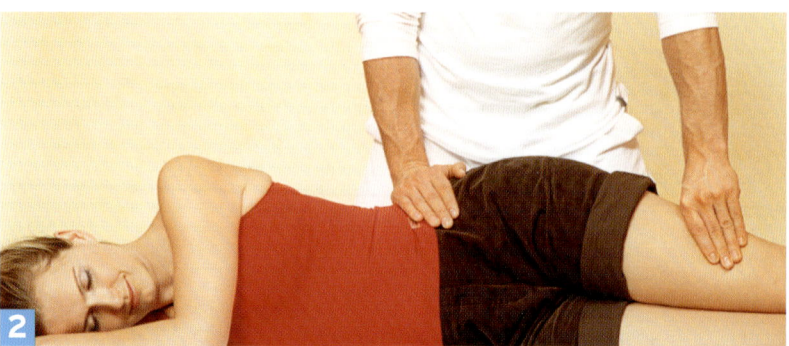

2 Drücken Sie danach die Hüfte kräftig mit nach innen gespreiztem Daumen. Druck: Stärke 1 bis 2. Gehen Sie von der Massage der Hüften zu den Beinen über: Ihre rechte Hand greift die freie Hüfte und sorgt so für eine stabile Lage. Mit der linken Hand fassen Sie den oben liegenden Oberschenkel – Finger an der Vorderseite, Daumen an der Rückseite. Massieren Sie bis zum Knie. Dort greifen Sie um: Daumen hinten, Finger vorn. Weiter geht die Knetkur bis zum Knöchel. Druck: Stärke 1 bis 2.

Kopf

3 Für leichteres Greifen, ist die Massage des Kopfes ebenso in der Bauchlage durchführbar. Lassen Sie Ihren Partner entscheiden, welche Position ihm die angenehmste ist. Eine Nackenrolle oder ein klei-

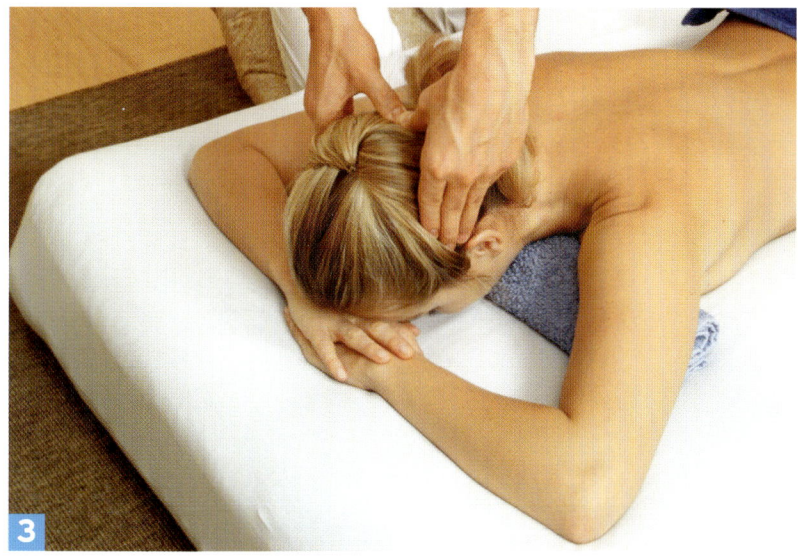

34_Ganzkörpermassagen

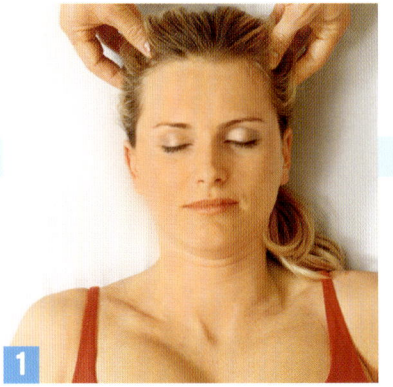 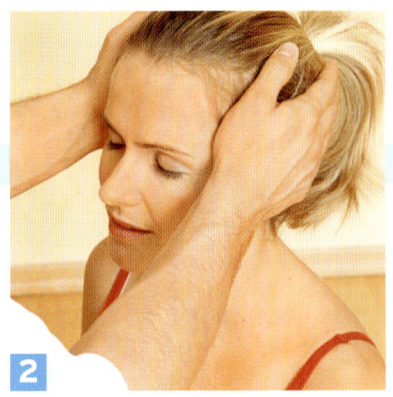

nes Kissen stabilisiert den Kopf auf bequeme Weise. Massieren Sie als Erstes den Hinterkopf. So geht's: Seitlich hinter dem Partner kniend umfassen beide Hände den Schädel. Die Daumen treffen sich auf der Mitte des Hinterkopfs, liegen locker aufeinander. Massieren Sie mit kräftigem Druck die Energiepunkte des Lenkergefäßes, Blasen- und Gallenblasenmeridians (siehe Seite 17). Wandern Sie dabei, als ob Sie parallele Scheitel ziehen würden, fast bis zum Ohr. Druck: Stärke 2. Wichtig: Überschreiten Sie auf keinen Fall die Schmerzgrenze. Fühlt sich Ihr Partner bei der Kopfmassage unwohl, Finger weg.

1 Regen Sie die Meridiane im Kopf-, Hals und Gesichtsbereich Ihres Partners an. So geht's: Reiben Sie die Körperpartien als würden Sie sie waschen. Wirkung: Durchblutung und Energiefluss werden angeregt. Druck: Stärke 1.

2 Gönnen Sie Ihrem Partner zum Abschluss Shiatsu gegen Kopfschmerzen und Schlaflosigkeit. Pressen Sie in aufrechter Sitzposition mit den Handflächen sanft die Schläfen. Beide Gesichtshälften werden gleichzeitig behandelt. Dabei folgen die Finger von außen der Schädelrundung. Mit ständigem Hautkontakt massieren Sie auf diese Weise den Kopf aufwärts, bis sich die Finger am Mittelscheitel treffen, Druck: Stärke 1. Wichtig ist, nicht zu fest zu pressen. Treten im Alltag wiederkehrend Schmerzen auf, ziehen Sie einen Experten zu Rat. Er kann den Beschwerden auf den Grund gehen.

Endentspannung

3 Eine Dehnung des Körpers zur Harmonisierung der Energie bildet den wohltuenden Abschluss der Shiatsu-Knetkur. Knien Sie als Masseur im Rücken Ihres Partners. Ein Knie stützt dessen Hüften, das andere die Schulterpartie. Fassen Sie mit einer Hand die Schulter, mit der anderen sein oberes Bein.

4 Lehnen Sie sich, ohne den Griff zu lösen, mit Oberkörper und Armen langsam zurück. Durch den entstehenden Zug biegt sich der Körper Ihres Partners leicht nach hinten. Das gefasste Bein geht leicht nach oben. Es entsteht eine angenehme Spannung. Halten Sie die Spannung ein paar Sekunden lang, dann vorsichtig lösen. Achten Sie unbedingt auf eine fließende Bewegung. Ziehen Sie am Körper so leicht wie an einem Schnürsenkel. Kurze Pause, Seitenwechsel.

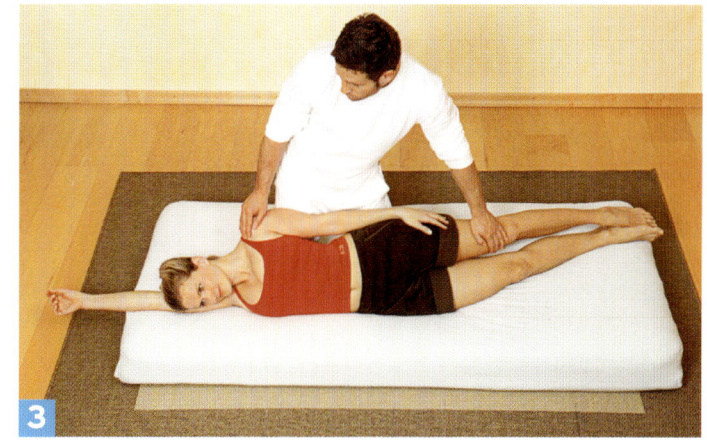

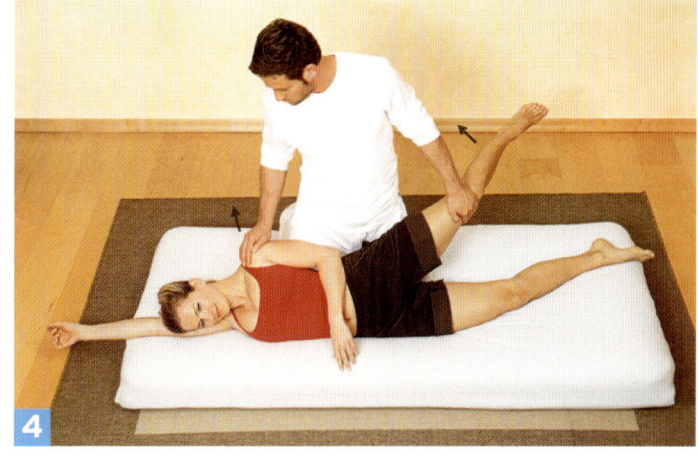

36_Ganzkörpermassagen

Klassische Massage

Sie ist nicht nur Entspannung im Alltag, sondern liebevoller Ausdruck von Zuneigung: Die klassische schwedische Ganzkörpermassage ist wahre Wellness. Sie lindert Schmerzen und sorgt für innere Ruhe und Entspannung.
Den Partner von Kopf bis Fuß durchzukneten, dauert etwa eine halbe Stunde. Verreiben Sie zu Beginn das gewärmte Öl in Ihren Händen.

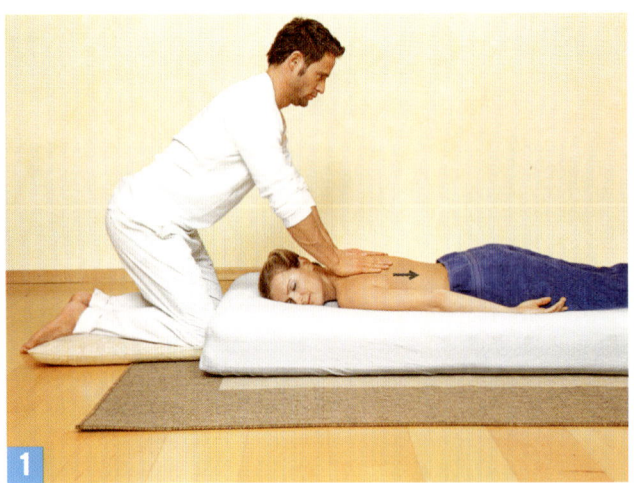

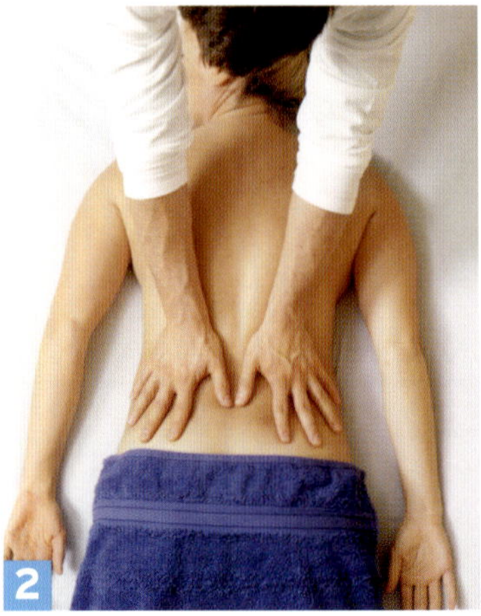

Rücken

1 Positionieren Sie sich hinter dem Kopf Ihres Partners. Verteilen Sie mit beiden Handflächen sanft über den Rücken streichend das Massageöl: Die Hände geschlossen in einer langsamen Bewegung leicht den Rücken heruntergleiten lassen, 3-mal wiederholen. Halten Sie dabei ständigen Hautkontakt. Zum Schluss lassen Sie die Hände kurz im Kreuz Ihres Partners ruhen.

2 Nun steigern Sie die Intensität der Berührung: Drücken Sie Ihre Hände zu beiden Seiten der Wirbelsäule Ihres Partners auf die Muskulatur. »Wandern« Sie

Klassische Massage_37

jetzt mit geschlossenen Fingern von der Schulter zum unteren Rücken. Fächern Sie Ihre Finger an der Taille auf und gleiten Sie wieder über die Seiten nach oben zurück. Druck: Stärke 1, 3-mal wiederholen.

3 Behandeln Sie als Nächstes den gesamten Rumpf mit beidhändigem Kneten. So geht's: Auf der einen Seite Ihres Partners platziert, beugen Sie sich zur gegenüberliegenden Seite und legen dort beide Hände flach in die Taille. Greifen Sie das Muskelgewebe mit einer Hand und drücken Sie es zu der anderen Hand. Die Finger sind dabei geschlossen. Druck: Stärke 1 bis 2.

4 Setzen Sie sich nun rittlings auf Ihren Partner. Legen Sie Ihre Daumen gestreckt ins Kreuz links und rechts neben die Wirbelsäule. Beschreiben Sie mit den Daumen kleine Kreise. Bewegungsrichtung: zu den Flanken hin. Reiben Sie den ganzen Rücken. Druck: Stärke 1 bis 2.

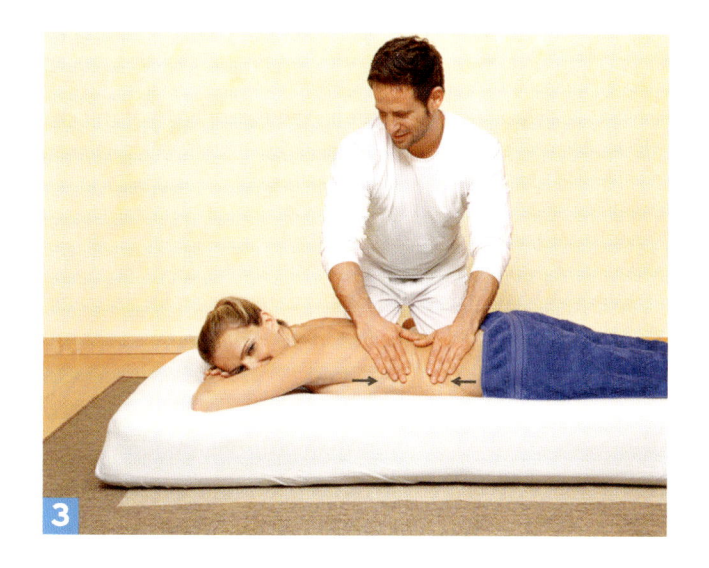

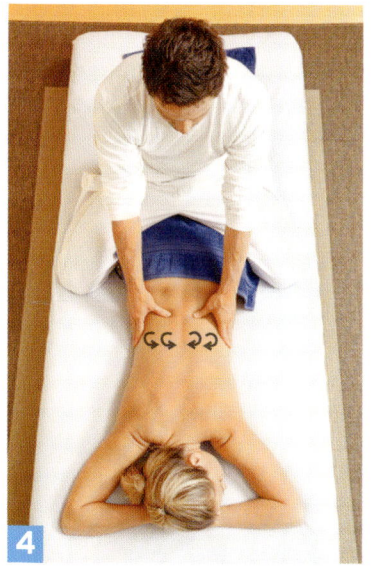

42_Ganzkörpermassagen

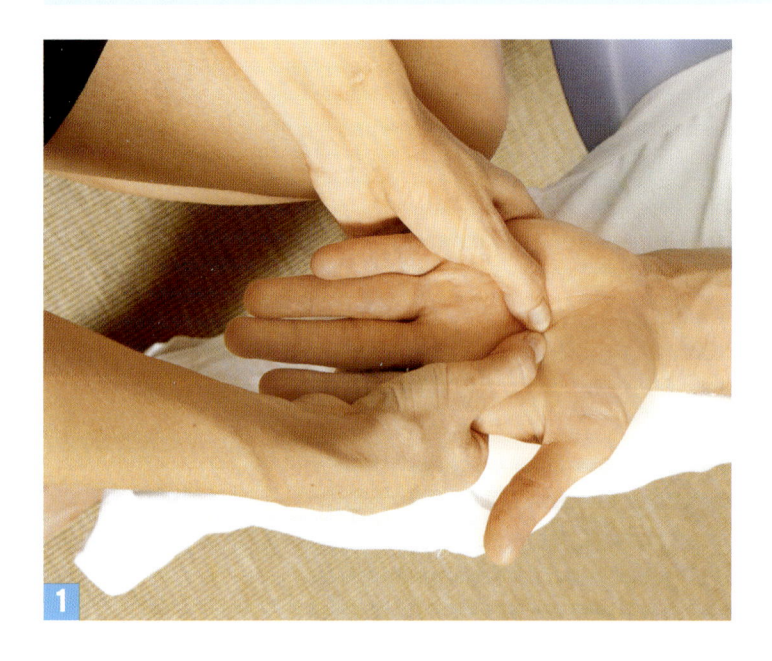

Hände

1 Hände sind die Visitenkarten des Körpers und verdienen besondere Aufmerksamkeit. Sie sind ständig im Einsatz, egal, ob wir am Computer sitzen oder an der Werkbank stehen. Gerade Menschen, die mit den Händen arbeiten, wissen eine wohltuende Knetkur zu schätzen. Sie können bei der Massage Handcreme statt Öl verwenden. Geeignet sind Produkte, die einen leichten Fettfilm hinterlassen. So haben Sie Genuss und Pflege gleichzeitig. Wichtig ist, dass der Partner seinen Arm und seine Hände während der Massage nicht verspannt. Schütteln Sie daher zur Vorbereitung den Arm und die Hand sanft hin und her. Anspannungen werden dadurch gelöst, Muskeln gelockert. Los geht's: Nehmen Sie eine Hand Ihres Partners in beide Hände. Mit den Zeigefingern stützen Sie die Rückseite, die Daumen massieren die Handinnenfläche. Die Finger Ihres Partners zeigen zu Ihnen. Ihre eignen Daumen bilden ein V. Der Massagegriff: kleine Kreisbewegungen von den Wurzeln bis zu den Spitzen der Finger. Kneten Sie kräftig in einer reibenden und pressenden Bewegung. Seitenwechsel nicht vergessen. Druck: Stärke 2. Verschlingen Sie zum Abschluss die Finger einer Hand miteinander, die andere Hand stützt den Ellbogen des Partners. Kurz halten.

Arme

2 Ihr Knochenaufbau entspricht dem der Beine, sie sind jedoch robuster: die Arme. Eine Armmassage löst nicht nur Verspannungen, sondern hilft auch bei Zerrungen und Daumenballenatrophie. Achten Sie darauf, den Arm vor der Massage voll zu entspannen. Am besten legt sich Ihr Partner auf den Rücken, die Arme sind locker entspannt neben dem Rumpf. Vergessen Sie nicht, den Körper warm zu halten. Sie können die nicht massierten Körperteile Ihres Partners mit einem Laken oder einer weichen Decke zudecken. Massieren Sie mit mittlerer Druckstärke. Aufgepasst: die Armbeugen nur sanft behandeln. Venen und Arterien, die gut sicht- und spürbar unter der Hautoberfläche liegen, dürfen nur sanft gestrichen werden. Zum Aufwärmen der Muskeln sind leichte Streichungen vom Handgelenk zur Schulter und zurück gut geeignet. Eine Hand hält den Arm locker am Handgelenk, die andere führt die Massage aus. Stabilisieren Sie anschließend den Unterarm Ihres Partners mit Ihrer rechten Hand. Finger und Daumen der linken Hand umfassen den Unterarm. In einer fließenden Massagebewegung folgt die Linke dem Armverlauf über den Ellbogen. Oben angelangt gleiten Sie mit dem gleichen Griff an der Armseite zurück zum Unterarm. Druck: Stärke 1 bis 2. 4-mal wiederholen, Seitenwechsel nicht vergessen.

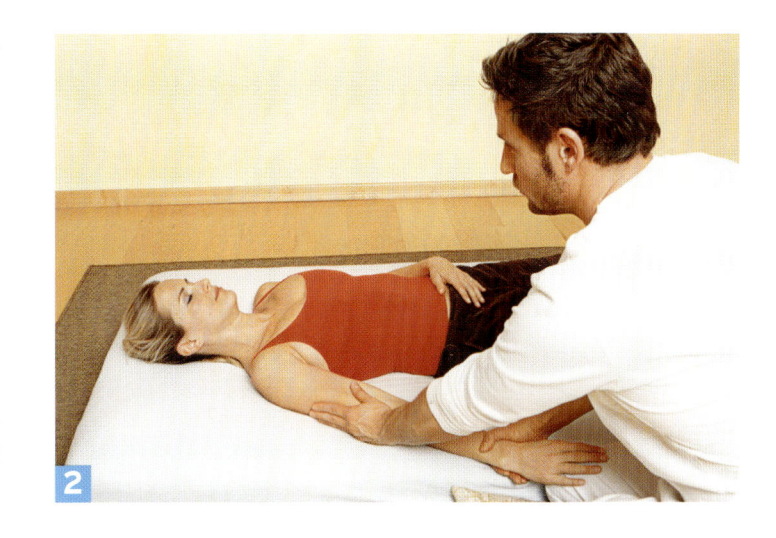

Oberkörper

1 Die Bauchregion ist ein besonders ungeschützter Bereich des Körpers. Massieren Sie den Bauch daher extra gleichmäßig und sanft. Erhöhen Sie den Druck nur, wenn Ihr Partner dies als angenehm empfindet. Denn in der Bauchhöhle befinden sich die Verdauungs- und Geschlechtsorgane, die keinen massiven Druck vertragen. Eine gefühlvolle Bauchmassage kann jedoch Verdauungsstörungen und Menstruationsbeschwerden lindern. Vielen Menschen ist eine Bauchmassage unangenehm. Grund: Hier »sammeln« sich die Emotionen. In der östlichen Philosophie gilt der Bauchraum (Hara) als Sitz des Bewusstseins und Zentrum der Lebensenergie. Nähern Sie sich deshalb dem Oberkörper mit einer leichten Berührung. Gefällt Ihrem Partner das Haut-auf-Haut-Gefühl, kann die Massage beginnen. Behandeln Sie den Bauchbereich frühestens eine Stunde nach dem Essen. Los geht's: Verteilen Sie das Massageöl mit großen Kreisbewegungen auf dem Bauch. Behandeln Sie mit beiden Handflächen gleichzeitig im Uhrzeigersinn. Versuchen Sie die Streichbewegung dem Atemrhythmus Ihres Partners anzupassen. Steigern Sie die Intensität der Massage, indem Sie anschließend kleinere, festere Kreise mit den Fingerkuppen ausführen. Druck: Stärke 1 bis 2.

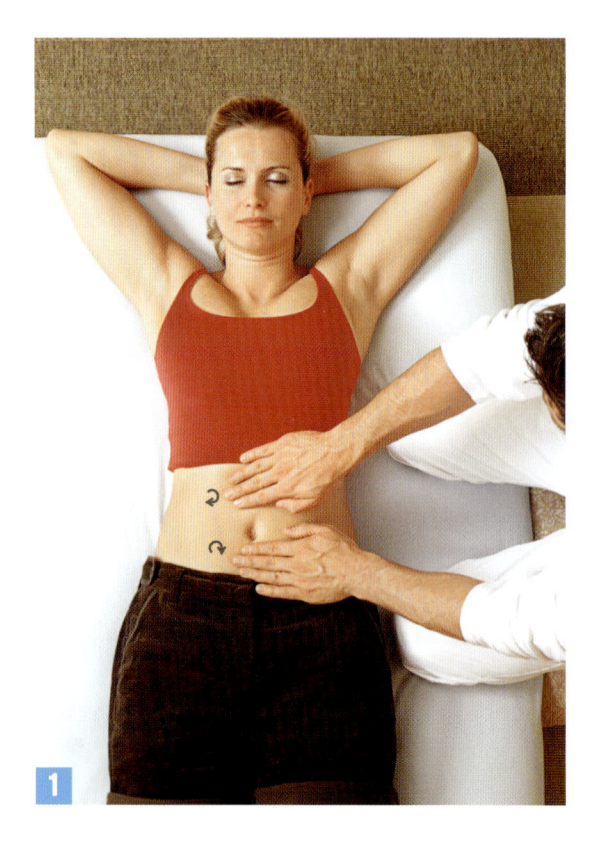

Nacken und Schultern

2 Wer gestresst ist, leidet häufig unter Verspannungen an Nacken und Schultern. Kein Wunder: Zahlreiche Alltagstätigkeiten fördern Fehlhaltungen und Verkrampfungen. Ob vorm Computer oder bei der Gartenarbeit, selten verhalten wir uns nacken- und schulterfreundlich. Eine gezielte Massage kann unsere täglichen Haltungssünden nicht wettmachen, aber das Lockern der Muskeln hilft chronischen Beschwerden vorzubeugen und sorgt für angenehme Entspannung. Bei der Massage der Schultern werden der Gallenblasen- und Lebermeridian angeregt.

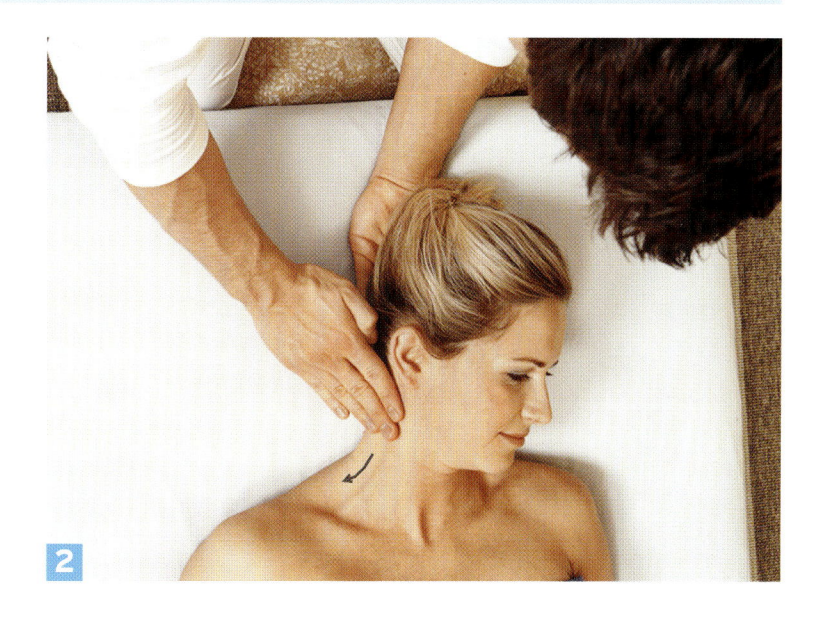

So geht's: Behandeln Sie hinter Ihrem Partner positioniert, entweder im Schneidersitz oder kniend. Legen Sie seinen Hinterkopf in die linke Hand. Drehen Sie den Kopf vorsichtig leicht nach links. Mit der rechten Hand massieren Sie in einer sanften Streichbewegung vom rechten Ohr über den Halsansatz bis über die rechte Schulter. Gleiten Sie von dort sanft zum Schädelansatz zurück. Bei der Rückwärtsbewegung können Sie den Druck leicht erhöhen. Halten Sie den Kopf während der Streichungen stets ruhig in der Hand. Auf keinen Fall wackeln oder zerren. Stärke 1 bis 2. 3-mal wiederholen, massieren Sie dann die andere Seite.

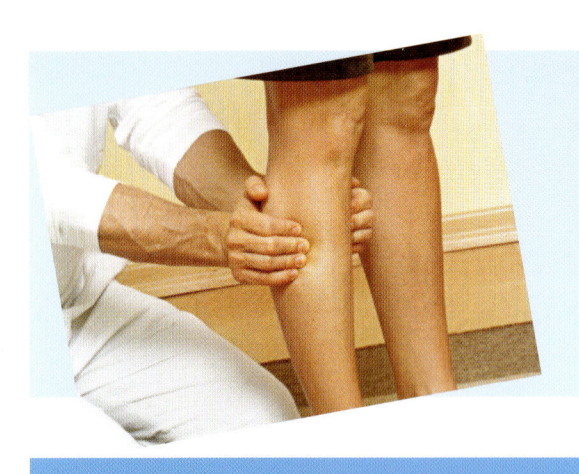

Heilende Massagen

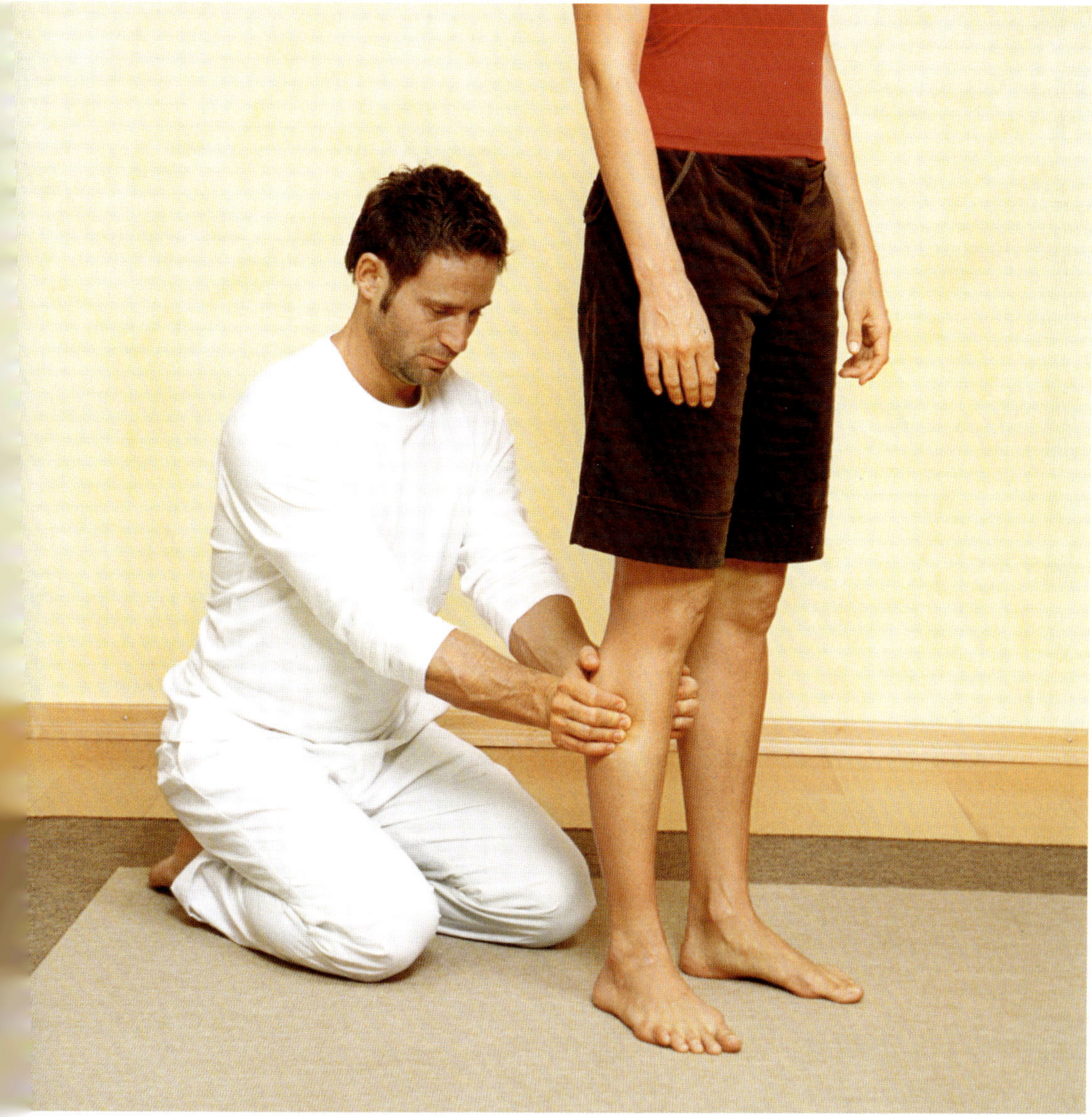

Asthma und Atembeschwerden

Beschwerden
Kurzatmigkeit, Atemnot, Beklemmungen im Brustbereich oder Atemgeräusche: Kommt der Atem aus dem Fluss, können organische, psychische und äußere Einflüsse der Auslöser sein. Reizstoffe wie Pollen, Lebensmittel und Medikamente provozieren Asthma und Allergieanfälle. Dabei kann die krankhafte Atemnot über Stunden anhalten. Wichtig: Je früher Sie zum Arzt gehen, desto größer sind die Heilungschancen. Ist die Ein- und Ausatmung aus dem Rhythmus, wird der Energiefluss im Körper gestört. Schaffen Sie Ihrem Partner mit gezielter Massage Abhilfe.

Akupressur

1 Bei Atembeschwerden hilft gezielter Druck am Daumen. Akupressieren Sie im zeigefingerentfernten Nagelfalz-Winkel des Daumens den Heilpunkt »Junger Händler« (Harmonisierungs- und Meisterpunkt des Lungenmeridians). Welchen Daumen des Partners Sie drücken, können Sie frei wählen. Behandeln Sie den Akupunkturpunkt mit der Fingerkuppe des Daumens. Eine Hand stützt dabei die Hand Ihres Partners, die andere massiert in kleinen Kreisen (½ cm Durchmesser) im Uhrzeigersinn. Die Wirkung: Durch den angeregten Energiefluss schwinden die Beklemmungen und der Atemfluss kommt in Balance. Ein belebtes und befreites Gefühl stellt sich ein. Diese Massage hilft auch bei Mandelentzündung und Fieber. Achtung: Verzichten Sie bei akuter Luftnot auf eine Partnermassage. Konsultieren Sie umgehend einen Arzt!

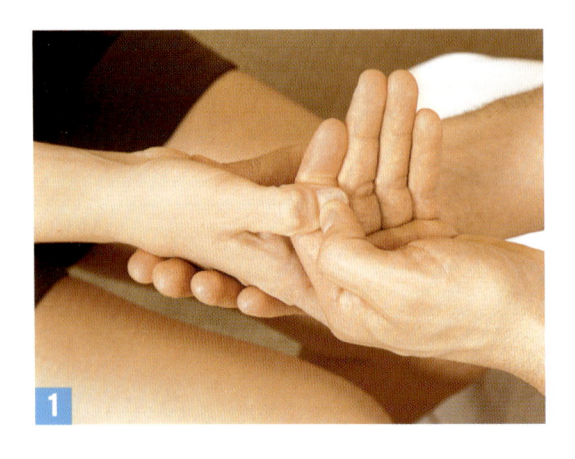

Asthma und Atembeschwerden_49

Stärke und Wiederholung
Drücken Sie kräftig zu, Stärke 2 bis 3. Dauer: 4 Minuten, 3- bis 4-mal täglich wiederholen.

Klassische Massage

2 Das rhythmische Ein- und Ausatmen bedeutet Leben. Bedrücken dunkle Gedanken oder Krankheiten die Brust, hilft vor allem tiefes Luftholen. Atmen Sie gemeinsam durch! Sie stehen beide oder Ihr Partner sitzt aufrecht vor Ihnen auf einem Stuhl. Seine Schultern sind locker. Legen Sie Ihre Hände auf den Brustkorb Ihres Partners. Atmen Sie gemeinsam tief ein und aus. Ist der Rhythmus synchron, klopfen Sie beim Einatmen mit den Fingern beider Hände auf den Brustbereich Ihres Partners. Beim Ausatmen klatschen Sie mit den Handflächen sanft und schnell auf die Brustrippen. Klopfen Sie mit den Fingerspitzen und klatschen Sie mit den Fingern und den Handballen.
Die Wirkung: Bronchien und Lunge werden gestärkt, die Durchblutung der Atmungsorgane und die Selbstheilungskräfte angekurbelt. Diese Massage hilft auch bei Angst. Vorsicht: Liegt eine Lungenkrankheit oder eine chronische Erkrankung vor, sollten Sie die Massageerlaubnis beim Arzt einholen.

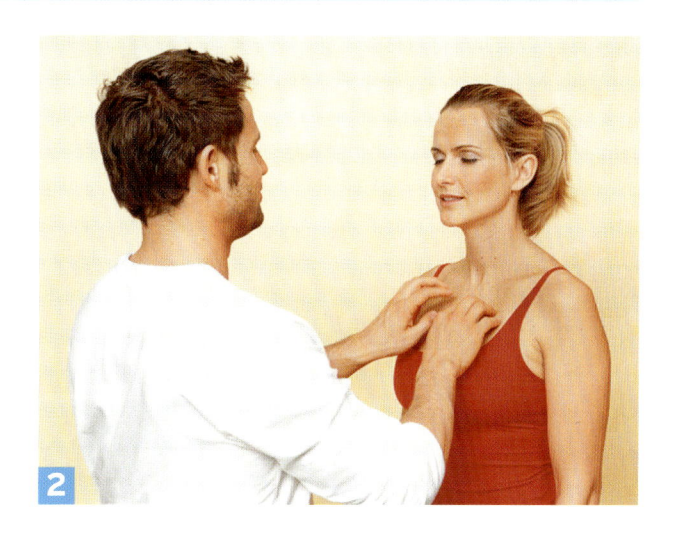

Stärke und Wiederholung
Bearbeiten Sie den Brustbereich nicht zu kräftig, Stärke 1 bis 2.
Dauer: mindestens 30 Sekunden, 2- bis 3-mal täglich wiederholen.

50_Heilende Massagen

Bein- und Knieschmerzen

TIPP

Viele Kniebeschwerden bei Übergewicht verschwinden mit dem Abnehmen. Eine Massage lindert zusätzlich die Beschwerden.

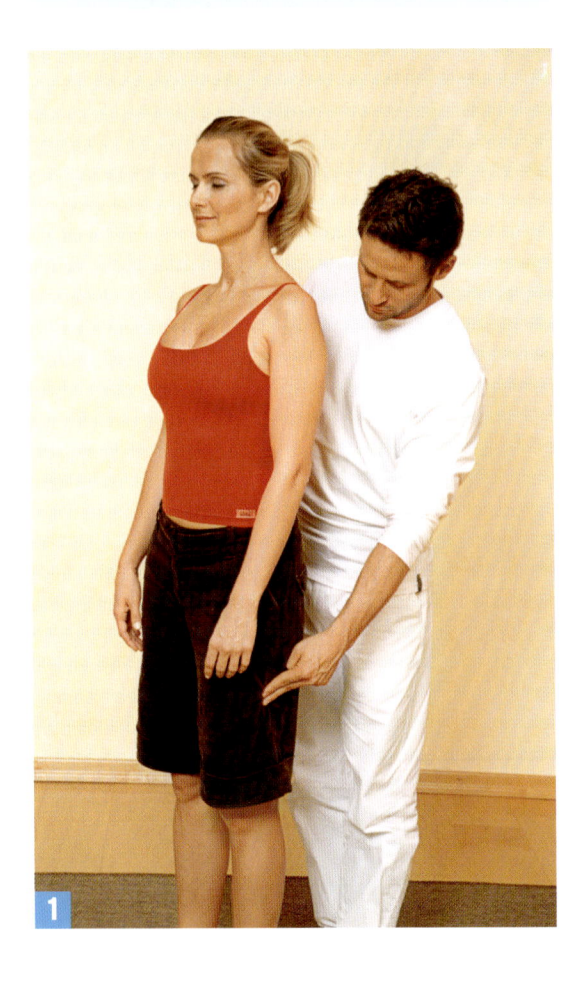

Beschwerden

Tätigkeiten im Sitzen ermüden sie, Arbeiten im Stehen überanstrengen sie: Unsere Beine werden ständig belastet. Die Folgen sind angespannte Muskeln, Schmerzen, Schwellungen und Krämpfe. Manche Menschen leiden an Verschleißerscheinungen des Knorpels der Kniescheibe. Im fortgeschrittenen Stadium lässt sich das Gelenk kaum beugen. Schaffen Sie Abhilfe, beugen Sie vor. Kräftige Oberschenkel verringern die Kniebeschwerden, ein gleichmäßiger Muskelaufbau stabilisiert den gesamten Bewegungsapparat.

Tuina

1 Tuina bringt Ihre Beine wieder in Schwung: Ihr Partner steht aufrecht. Die Arme sind locker an der Seite des Körpers. Wo die Spitze des Mittelfingers den Oberschenkel berührt, liegt der Heilpunkt »Markt der Winde«. Positionieren Sie sich so, dass Sie in einer entspannten Haltung den Oberschenkel behandeln können. Pressen Sie nun mit dem Zeige- und Mittelfinger den Akupunkturpunkt.
Die Wirkung: Gestaute Energien kommen in Fluss, der Gallenblasenmeridian wird angeregt und die Selbstheilungskräfte

Bein- und Knieschmerzen_51

werden angekurbelt. Die Massage hilft auch gegen Hexenschuss. Halten die Beschwerden länger an, sollten Sie einen Arzt aufsuchen. Sind die Beine geschwollen, kann eine Funktionsstörung von Herz und Nieren vorliegen. Vorsicht: Pressen Sie niemals auf Krampfadern.

Stärke und Wiederholung
Steigern Sie den Druck stetig, Stärke 1 bis 2. Dauer: mindestens 30 Sekunden, mehrmals täglich, bis die Beschwerden nachlassen.

> **TIPP**
> Die Akupressur hilft auch bei Ischiasbeschwerden sowie Durchfall und Magenproblemen.

Akupressur

2 Der Extrapunkt für Erste Hilfe: die »Knieaugen«. Auch wer unter Arthritis leidet, findet mit diesem Griff Erleichterung. So geht's: Der Partner sitzt auf einem Stuhl. Knien oder sitzen Sie entspannt vor ihm. Akupressieren Sie auf beiden Seiten unterhalb der Kniescheibe des linken Beines seitlich neben der deutlich tastbaren mittigen Sehne. Mittel- und Zeigefinger dienen als Presswerkzeug. Achten Sie darauf, während der Behandlung nicht zu verkrampfen und den Atem ruhig fließen zu lassen.
Die Wirkung: Schmerzverspannte Knie entspannen mit der Zeit, wodurch das Beugen wieder leichter fällt. Energiefluss und Durchblutung werden angeregt. Achtung: operierte Knie nicht behandeln! Seitenwechsel nicht vergessen.

Stärke und Wiederholung
Pressen Sie gleichmäßig und sanft, Stärke 1. Dauer: 60 Sekunden pro Knie.

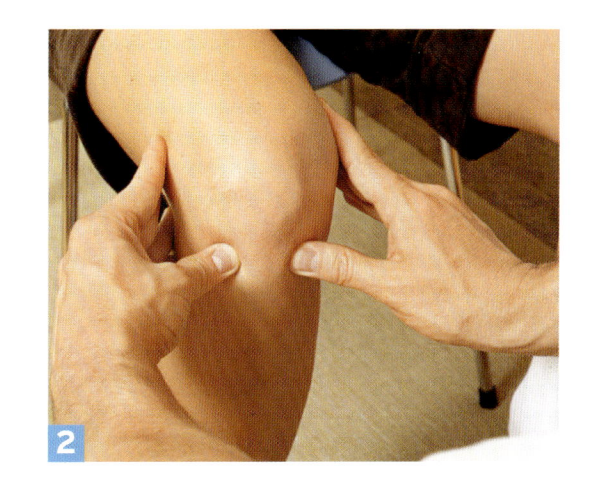

52_Heilende Massagen

Erkältung und Husten

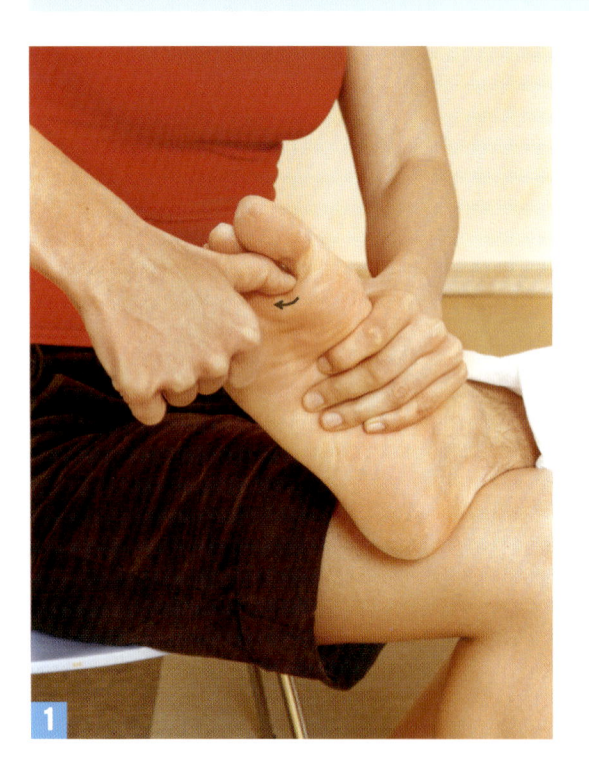

Beschwerden

Statistisch gesehen plagt uns durchschnittlich 3-mal im Jahr ein Schnupfen. Wir leiden an Husten, Heiserkeit und verstopften Atemwegen. Schleim und ein kratzender Hals lösen den natürlichen Reflex des Hustens aus. Ursache der Erkältung ist meist ein Virusinfekt. Denn besonders in der nasskalten Jahreszeit können sich die über 200 bekannten Erkältungsviren leicht einnisten. Der Temperaturunterschied zwischen Außen- und Innenräumen beeinflusst die Durchblutung der Nase. Beim Wechsel ins Kalte ziehen die Blutgefäße sich nicht schnell genug zusammen. Wenn der Husten längere Zeit andauert, suchen Sie bitte einen Arzt auf. Im Anfangsstadium ist Partnermassage eine gute Hilfe.

Fußreflexzonenmassage

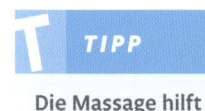

1 Reduzieren Sie den lästigen Hustenreiz im Hals Ihres Partners. Massieren Sie den Fuß: mit einer Hand stützend, mit der anderen greifend. Behandeln Sie die Zonen der Lunge, Bronchien, des Kehlkopfes, des Rachenraumes und des lymphatischen Systems (siehe Seite 22). Die Massage erfolgt an der oberen Hälfte der Fußsohle, an den Zehen und Zehenzwischenräumen. So geht's: Beschreiben Sie mit der Daumenkuppe kleine Kreise auf jeder Reflexzone. »Wandern« Sie im Raupengang in die nächste Behandlungszone.

> **TIPP**
> Die Massage hilft auch bei Trockenheit in der Mundhöhle und im Rachen.

Erkältung und Husten_53

Die Wirkung: Verbesserung der Durchblutung, Anregung der Selbstheilungskräfte und des Schleimflusses. Keine Gegenanzeigen.

Stärke und Wiederholung
Massieren Sie mit mittlerem Druck, Stärke 2. Dauer: mindestens 1 Minute, 2- bis 3-mal pro Woche.

Shiatsu

2 Machen Sie die verstopfte Nase Ihres Partners mit Shiatsu wieder frei. Im Sitzen oder Liegen behandeln Sie seinen Nasenbereich. Wichtig ist, eine stabile Kopfposition, so dass er nicht durch den ausgeübten Druck nachgibt. So geht's: Legen Sie die Fingerkuppen beider Hände dicht am Nasenbein auf. Bewegen Sie diese nun mit Druck schräg aufeinander zu, fast als wollten Sie das Jochbein zur Nase schieben.

> **TIPP**
>
> Die Shiatsu-Massage hilft auch bei Nasennebenhöhlenentzündung und Fieber.

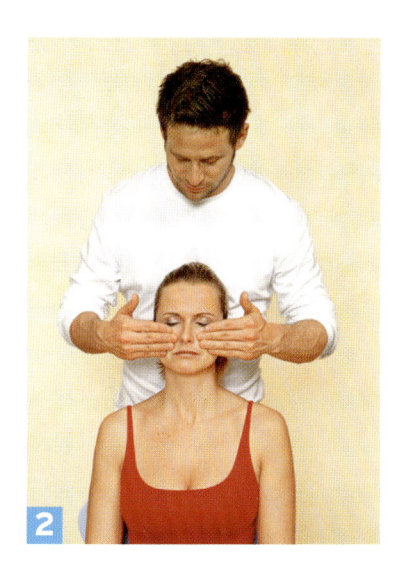

Die Wirkung: Die Durchblutung der Schleimhäute wird erhöht, die Körperabwehr wird angekurbelt. Vorsicht: Ist die Gesichtshaut entzündet oder wurde die Nase operiert, sollten Sie nicht massieren.

Stärke und Wiederholung
Üben Sie mittelstarken Druck aus, Stärke 2. Reduzieren Sie den Druck bei auftretenden Schmerzen. Dauer: mindestens 10 Sekunden, mehrmals täglich massieren, bis die Beschwerden nachlasssen.

… 54_Heilende Massagen

Kopfschmerzen

Beschwerden

Ihre Ursachen sind vielfältig: Verspannungen, psychische Probleme, Infekte, hormonelle Störungen, Wetterwechsel oder Augenprobleme führen zu Kopfschmerzen. Häufigster Auslöser ist Stress. Er macht sich als Spannungskopfschmerz bemerkbar: Die Schmerzen ziehen sich über den ganzen Schädel.
Häufige Beschwerden bei Migräne sind halbseitiger Schmerz, Lichtempfindlichkeit, Schwindel, Augenflimmern und Übelkeit. Auch eine Nahrungsmittelunverträglichkeit kann Kopfschmerzen verursachen. Das beste Gegenmittel: Entspannen Sie sich! Probieren Sie Yoga oder Autogenes Training aus. Gezielte Massage bringt zusätzlich Linderung. Gehen Sie bei anhaltenden Schmerzen jedoch unbedingt zum Arzt.

Klassische Massage

1 Spannungskopfschmerzen sanft wegmassieren, mit der klassischen Massage ist das möglich: Massieren Sie den oberen Knochenrand der Augenhöhlen Ihres Partners. So geht's: Ihr Partner liegt auf dem Rücken. Eine kühle Packung unter dem Nacken besänftigt seinen Schmerz. Zur Einstimmung streichen Sie mit den Fingerkuppen einer Hand vorsichtig und gleichmäßig von seinen Augenbrauen bis zum Haaransatz. Wechseln Sie die Hände. Anschließend massieren Sie mit den Daumen beidseitig in kleinen Kreisen am oberen Knochenrand der Augenhöhlen entlang in Richtung Schläfen.

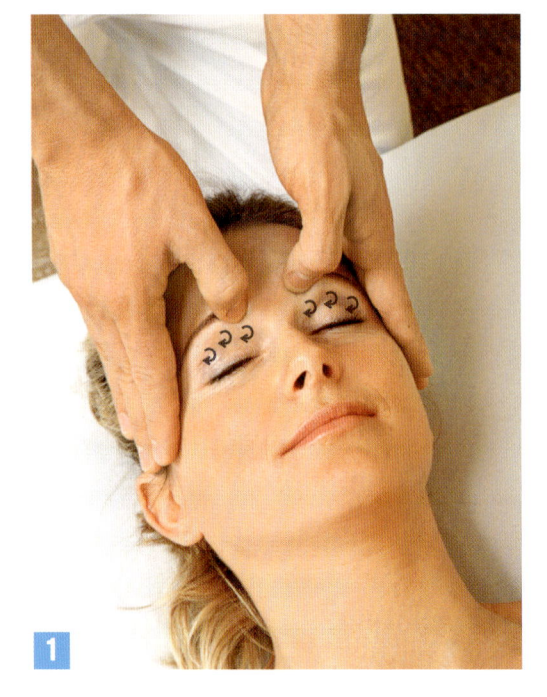

Die Wirkung: Die Durchblutung wird angeregt, Spannungen werden langsam gelöst. Die Massage hilft auch bei angestrengten Augen. Massieren Sie nicht auf entzündeter oder geschwollener Haut.

Stärke und Wiederholung
Behandeln Sie um die Augenpartie nur mit ganz leichtem Druck, Stärke 1. Dauer: mindestens 30 Sekunden, 3-mal wiederholen.

Akupressur

2 Reduzieren Sie die Dauer der Schmerzattacken mit gezieltem Druck: Akupressieren Sie in der Vertiefung am Ende der Augenbrauen. So geht's: Der Partner sitzt auf einem Stuhl oder liegt auf dem Rücken. Sein Kopf muss stabil sein. Massieren Sie mit beiden Zeige- oder Mittelfingern gleichzeitig den Heilpunkt »Schwanz des Fisches« links und rechts in der spürbaren Vertiefung am Ende der Augenbrauen. Dabei beschreiben die Fingerkuppen kleinstmögliche Kreise.
Die Wirkung: Energieblockaden werden aufgelöst und Kopfschmerzen besänftigt. Die Massage hilft auch gegen Augenbeschwerden. Gegenanzeigen sind keine bekannt.

Stärke und Wiederholung
Massieren Sie mit leichtem bis mittlerem Druck, Stärke 1. Dauer: 5 Minuten, mehrmals täglich, bis die Schmerzen schwinden.

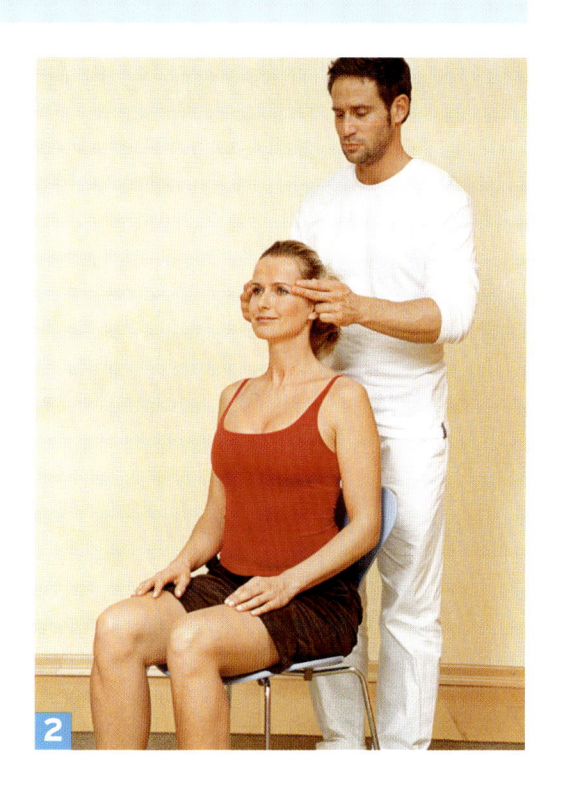

TIPP
Das mehrmals tägliche Einmassieren von einem Tropfen Pfefferminzöl an den Schläfen wirkt ähnlich gut wie ein Kopfschmerzmittel.

Magen- und Darmprobleme

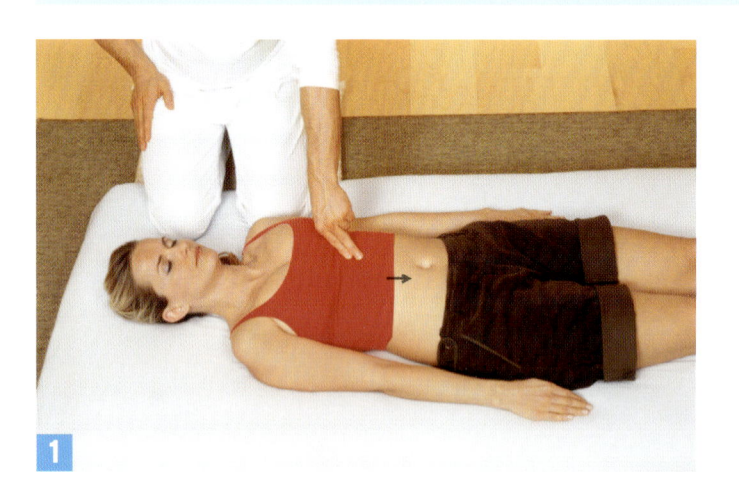

Beschwerden

Völlegefühl, Appetitlosigkeit, Sodbrennen und Grummeln: Wenn der Magen-Darm-Bereich gestört ist, sind meist Aufregung, Ärger oder falsches Essverhalten Schuld. Ist die Ernährung unausgewogen oder übermäßig, treten häufig Verdauungsprobleme auf. Hektik, schnelles Essen, wenig Kauen – die Beschwerden sind vorprogrammiert. Wird der Magen auf Dauer überbeansprucht, reagiert er mit einer Schleimhautentzündung.

Achten Sie auf eine ausgewogene Ernährung: viele Ballaststoffe, Obst und Gemüse und 2,5 Liter Flüssigkeit (Wasser, Kräutertee) täglich. Bringen psychische Belastungen den Bauch zum Rebellieren, beruhigen Sie ihn mit Entspannungstraining. Klingen die Beschwerden nicht ab, gehen Sie zum Arzt. Gezielte Griffe lindern die Symptome.

Tuina

1 Bringen Sie mit Tuina die Verdauung Ihres Partners ins Gleichgewicht: Massieren Sie entlang des Konzeptionsgefäßes »Renmai« vom Schwertfortsatz des Brustbeins bis zur Beckensymphyse, der Gelenkverbindung zwischen rechtem und linkem Schambein. So geht's: Ihr Partner liegt auf dem Rücken vor Ihnen. Mit den Spitzen Ihres Mittel- und Zeigefingers massieren Sie vom Ende des Brustbeins abwärts. Dabei werden die Finger leicht schräg gehalten. Ohne den Hautkon-

TIPP

Die Masssage hilft auch bei Übelkeit und Bauchschmerzen.

Magen und Darm_57

takt zu unterbrechen schieben Sie die Fingerkuppen bis zum Schambein hinunter.
Die Wirkung: Der Yin-Fluss wird ausbalanciert, Verdauungsbeschwerden werden gelindert.

Stärke und Wiederholung
Massieren Sie mit sanftem, langem Druck, Stärke 1. Dauer: 30 Sekunden, mehrmals täglich.

Klassische Massage

2 Haben Ihrem Partner Probleme auf den Magen geschlagen, wirkt eine Bauchmassage beruhigend. Legen Sie vorbereitend Ihre eingeölten Hände auf den Unterleib Ihres Partners. Nach einigen Sekunden beginnen Sie die Behandlung. Beschreiben Sie mit beiden Händen im Uhrzeigersinn große Kreise um den Bauchnabel. »Wandert« die rechte Hand nach unten, streicht die linke oben um den Bauchnabel. Beim Kreuzen der Hände wird der Hautkontakt kurz unterbrochen.
Die Wirkung: Anspannungen werden gelöst, der Magen-Darm-Trakt wird beruhigt. Die Massage hilft auch bei Blähungen. Achtung: Massieren Sie den Bauch Ihres Partners nicht, wenn er voll ist. Sonst kommt es zu Unwohlsein oder Übelkeit.

Stärke und Wiederholung
Streichen Sie mit wenig bis mittlerem Druck, Stärke 1 bis 2. Dauer: 5 Sekunden, 6-mal wiederholen.

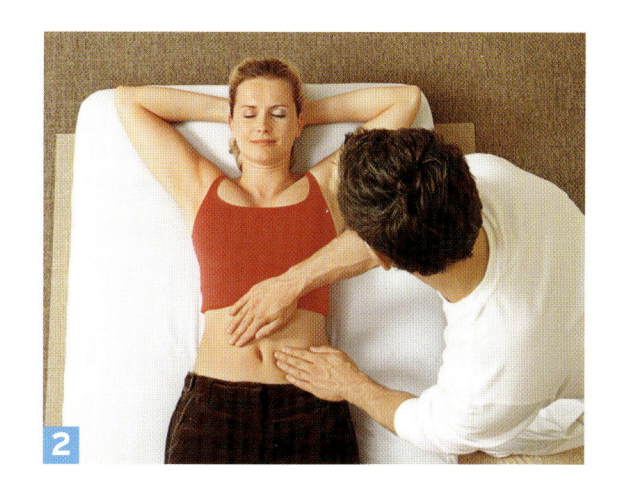

Menstruations-beschwerden

Beschwerden

Zu schwache, zu starke oder unregelmäßige Blutungen, Unterleibsbeschwerden und Kreuzschmerzen: Für viele Frauen ist der monatliche Zyklus ein Problem. PMS (prämenstruelles Syndrom), Müdigkeit, Kopfschmerzen, Stimmungsschwankungen – Ursachen der zahlreichen Symptome sind Störungen des Hormonhaushaltes und psychische Belastungen. Sind die Menstruationsbeschwerden nicht so stark, sorgen natürliche Mittel für Erleichterung: zum Beispiel Wärmeauflagen wie Wickel und Wärmflasche. Wichtig ist, vor der Selbstbehandlung organische, krankhafte Ursachen der Beschwerden auszuschließen. Partnermassage hilft die Symptome zu lindern und ist auch vorbeugend wirksam.

TIPP
Die Massage hilft auch bei Bauchbeschwerden.

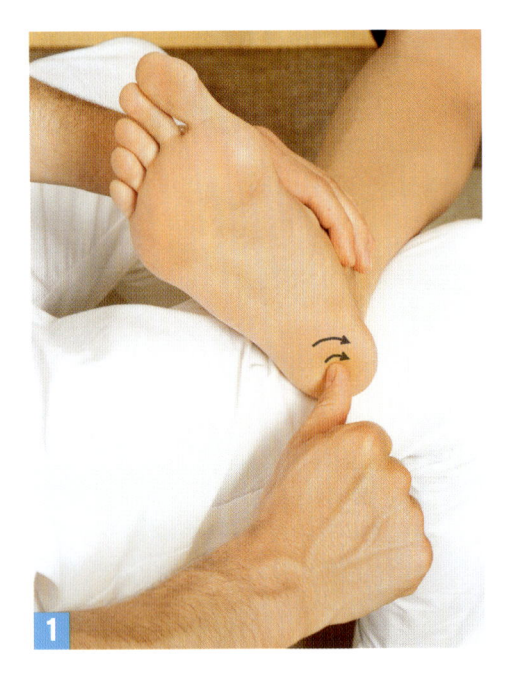

Fußreflexzonenmassage

1 Regelmäßige Reflexzonenmassage reduziert Regelbeschwerden: Massieren Sie die Zonen der Epiphyse, Hypophyse, Bauchspeicheldrüse, Nebennieren und Schilddrüsen sowie den Bauchraum und die Verdauungsorgane (siehe Seite 22). Die Massage erfolgt an der unteren Hälfte der Fußsohle, dem großen Zeh und seinem Ballen. So geht's: Ihre Partnerin legt den Fuß entspannt hoch. Massieren Sie nun mit der Daumenkuppe in kleinen Kreisen jede Reflexzone. Im Raupengang wechseln Sie in die nächste Behandlungszone. Die Wirkung: Entkrampfung des Unterleibs, Anregung der Selbstheilungskräfte und Harmonisierung des Zyklus. Achtung: wunde Füße und Haut nicht behandeln.

Menstruationsbeschwerden_59

Stärke und Wiederholung
Massieren Sie mit mittlerem Druck, Stärke 2. Dauer: mindestens 1 Minute im Akutstadium, vorbeugend 2- bis 3-mal pro Woche.

Shiatsu

2 Verschaffen Sie Ihrer Partnerin mit Druck Erleichterung: Shiatsu der Lendenwirbelsäule zwischen dem dritten und fünften Wirbel sowie im Kreuzbeinbereich hilft Menstruationsbeschwerden zu beseitigen. Ihre Partnerin liegt in bequemer Bauchlage flach auf dem Boden oder auf einem Bett. Bitte kein Kissen unterlegen, der Kopf ist flach zur Seite gedreht. So geht's: Streichen Sie sanft mit der rechten Hand über die Wirbelsäule. Legen Sie dann die rechte Hand auf den linken Handrücken. Im Rhythmus der Atmung pressen: Druck beim Ausatmen, Lockerung beim Einatmen.
Die Wirkung: Blockierte Energien kommen in Fluss, Regelbeschwerden werden beseitigt. Die Massage hilft auch bei Kreuzschmerzen. Vorsicht: nie mit Faust oder Knöchel auf die Wirbelsäule einwirken.

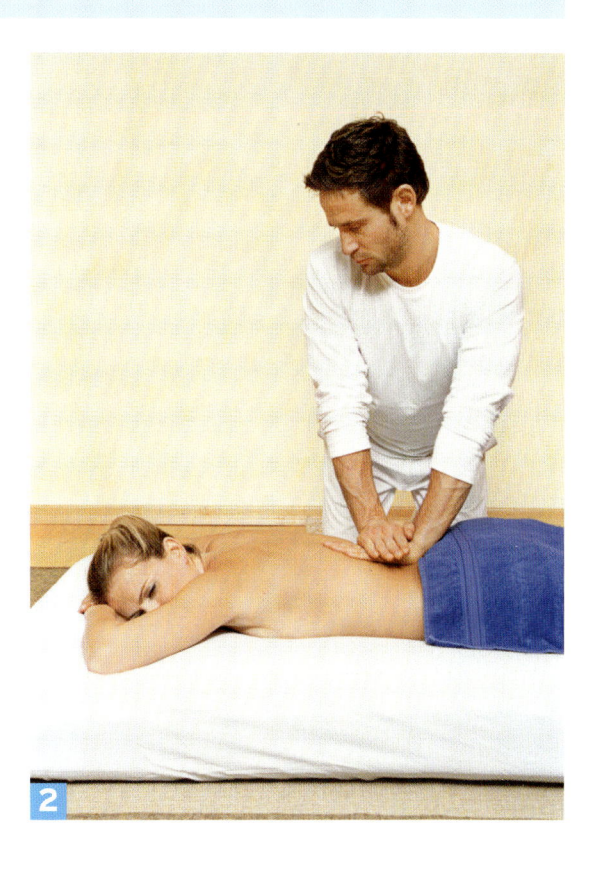

Stärke und Wiederholung
Üben Sie sanften Druck aus, Stärke 1. Dauer: mindestens 30 Sekunden, 1-mal täglich.

Muskelschmerzen

Beschwerden

Muskelschmerzen treten nach Überanstrengung oder unvermittelt auf: Zugluft, Durchblutungsstörungen, Mangelzustände oder Muskelkater sind schuld. Besonders häufig treten Muskelschmerzen in Form eines Wadenkrampfes auf, etwa 40 Prozent aller Deutschen leiden daran. Wer nachts häufig krampfgeplagt aufwacht oder an einem dauernden Muskelschmerz leidet, muss dringend zum Arzt. Die Ursache kann ein Magnesiummangel sein. Durch unausgewogene Ernährung oder ungenügend verdaute Kost kann der Körper nicht genug von dem Mineralstoff aufnehmen. Eine Partnermassage hilft dem Muskel zu entspannen. Bei Muskelkater wirkt zusätzlich eine durchblutungsfördernde Salbe.

Akupressur

1 Pressen Sie gezielt dem Krampf entgegen: Nicht nur die Gegenbewegung mit der Dehnung des schmerzenden Muskels ist wirksam, sondern auch punktgenaue Akupressur am Fuß. Massieren Sie das Ende der Furche zwischen Großzeh- und Zweitzehknochen am Vorfuß Ihres Partners. So geht's: Halten Sie den hochgelegten Fuß mit einer Hand an der Ferse, die andere massiert. Mit dem Zeige- und Mittelfinger einer Hand akupressieren Sie den Punkt »Großer Ansturm«. Massagebewegung: von oben, senkrechten Druck mit den Fingerkuppen ausüben. Winzige Kreise im Uhrzeigersinn beschreiben. Die Wirkung: Entspannung und Entkrampfung tritt ein, Energie wird harmonisiert. Die Massage hilft auch bei Kopfschmerzen und Allergien. Vorsicht: Wenn Ihr Partner Krampfadern hat, darf nicht massiert werden. Seitenwechsel nicht vergessen.

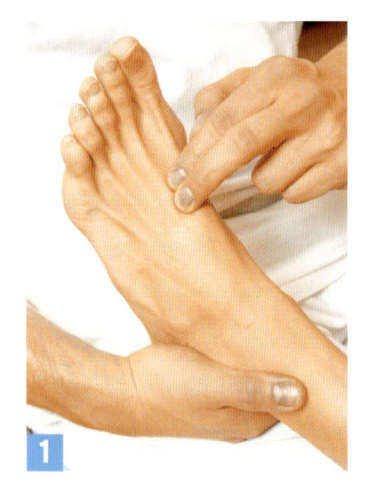

Muskelschmerzen_61

Stärke und Wiederholung
Pressen Sie mit Gefühl, Stärke 1. Immer wenn ein Krampf oder Schmerz auftritt wiederholen.

Klassische Massage

2 Mindern Sie den Muskelschmerz mit pumpenden Druckbewegungen an der betroffenen Stelle. Massagebeispiel: die Wade. Ihr Partner liegt oder steht aufrecht, Sie positionieren sich hockend hinter ihm. So geht's: Drücken Sie den Handballen einer Hand von der Wade in Richtung Schienbein. Dabei greifen die Finger um den Schienbeinknochen. Loslassen und den Griff vom Knöchel bis zum Knie aufwärts »wandernd« wiederholen.
Die Wirkung: Der Muskel lockert sich, Schmerzen lassen nach. Den gleichen Griff können Sie ebenso am Oberschenkel oder an den Armen ausüben. Vorsicht: Massieren Sie nicht bei Sportverletzungen.

Stärke und Wiederholung
Massieren Sie mit mittlerem Druck, Stärke 2. Dauer: mindestens 30 Sekunden, bei jedem Muskelkrampf oder -schmerz wiederholen.

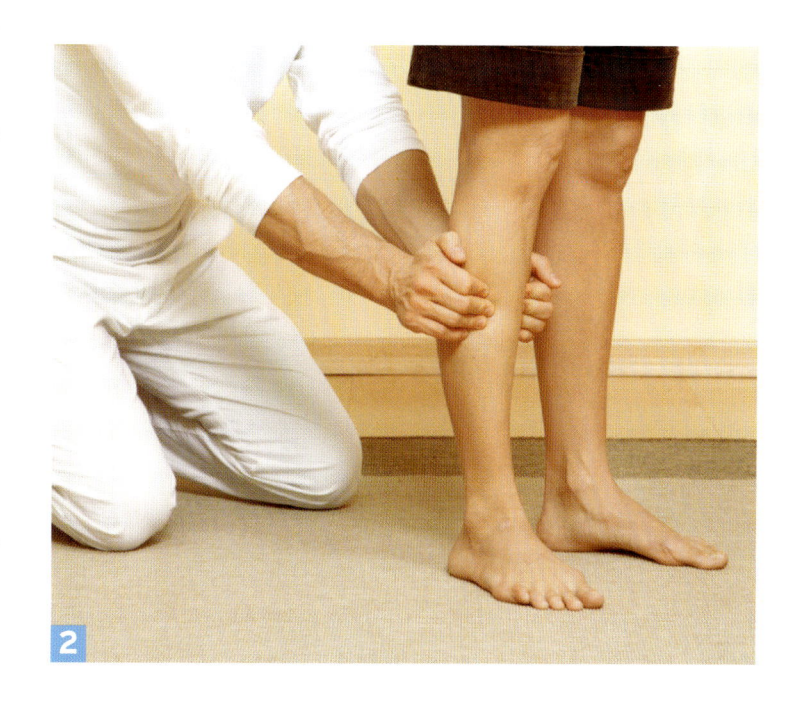

Rheumatische Beschwerden

Beschwerden

Rund 15 Prozent der Bundesbürger leiden unter rheumatischen Beschwerden. Die meisten der 450 verschiedenen Rheumaformen sind nicht nur mit Schmerzen, sondern auch mit Bewegungseinschränkungen verbunden. Bei einer fortschreitenden rheumatischen Erkrankung kann es zur Zerstörung der Gelenkknorpel oder Knochen kommen. Ursache: die Störung des Immunsystems. Übersäuerung und Entgiftungsstörungen (gestörter Abtransport von Abfallprodukten von Lymphe, Leber, Galle und Nieren) des Körpers stehen im direkten Zusammenhang mit dem Schmerz. Wer unter wiederkehrenden Schüben leidet, sollte daher umgehend einen Rheumatologen aufsuchen. Eine frühe Diagnose kann eine Dauererkrankung verhindern. Natürliche Hausmittel wie ansteigende Bäder oder Kälteauflagen bei Entzündungen lindern den Schmerz. Mit gezielten Griffen sorgen Sie zusätzlich für Erleichterung.

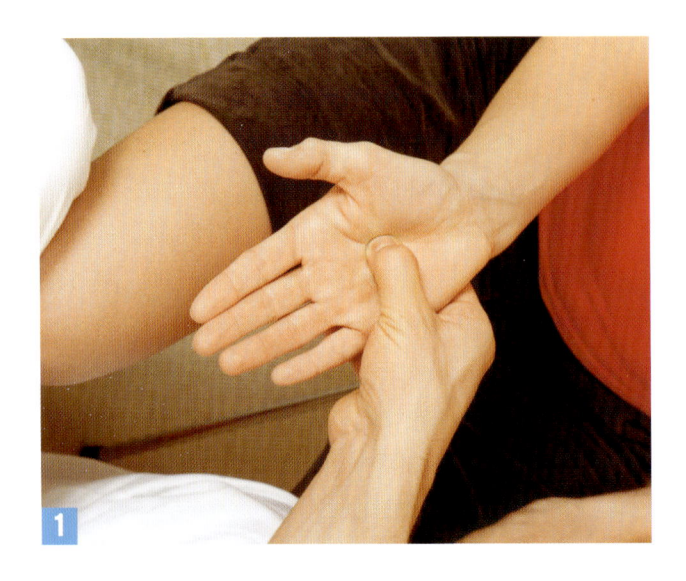

Akupressur

1 Drücken Sie die Beschwerden weg: Bei Schmerzen in Hand, Finger und Handgelenk, hilft die Massage der »Mitte des Handtellers«. Wo genau: in der Mitte der Handfläche zwischen dem 3. und 4. Mittelhandknochen. So geht's: Setzen Sie sich vor oder neben Ihren sitzenden Partner. Nehmen Sie seine offene Hand in Ihre rechte Hand. Mit den Fingern stützen Sie die zu massierende Hand,

Rheumatische Beschwerden_63

mit dem Daumen akupressieren Sie. Dabei wird der Druck senkrecht von oben ausgeübt.
Die Wirkung: Anregung der Durchblutung, vermehrtes Ausscheiden von Giftstoffen und Entspannung. Die Massage hilft auch bei Wetterfühligkeit und Angst. Bei entzündlichen Rheumaformen sollten Sie nur sanft drücken. Bei chronischem Rheuma dürfen Sie kräftig kneten.

Stärke und Wiederholung
Pressen Sie gleichmäßig und sanft, Stärke 1. Dauer: 1 ½ bis 3 Minuten, 1- bis 2-mal täglich am Morgen.

Tuina

2 Geben Sie Ihrem Partner schmerzlinderndes Tuina am Fußrücken: Massieren Sie den Heilpunkt »Befreiter Wasserlauf«. Pressen Sie mit dem Daumen der linken Hand, stützen Sie den Fuß mit Ihrer Rechten. So geht's: Ihr Partner liegt auf dem Rücken vor Ihnen oder legt ein Bein hoch. Mit der Kuppe des Daumens massieren Sie in winzigen Kreisen am Fußrücken zwischen den zwei Sehnen auf der Mitte der Mittelfalte des Fußes. Achten Sie darauf, dabei den Daumen und das Handgelenk nicht zu verkrampfen. Der Druck wird senkrecht von oben ausgeführt.
Die Wirkung: Energieblockaden werden aufgelöst, Ihr Partner wird ruhiger. Die Massage hilft auch bei Kopfschmerzen.

Stärke und Wiederholung
Massieren Sie mit mittlerem, langem Druck, Stärke 1. Dauer: mindestens 30 Sekunden, täglich 1- bis 2-mal wiederholen.

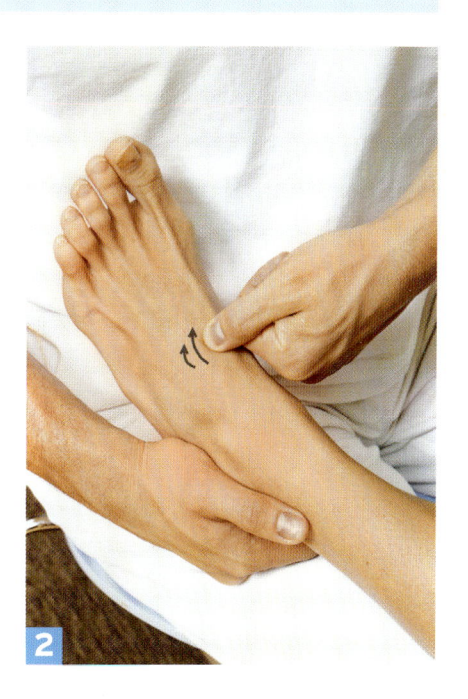

Rückenschmerzen

Beschwerden

Es ist ein Massenphänomen: Jeder dritte Deutsche leidet – zumindest zeitweise – an Rückenschmerzen. Auslöser sind bewegungsarme Tätigkeiten, Übergewicht, langes Sitzen und Stehen. Durch die einseitige Belastung im Alltag kommt es zum Verschleiß der Wirbelsäule. Die Folge sind Kreuzschmerzen. Kommen Stress und Überlastung hinzu, verschlimmern sich die Beschwerden.

Rückenbeschwerden treten nicht nur bei älteren Menschen auf. Bereits unter 30-jährige erleiden Bandscheibenvorfälle. Ausreichend Bewegung, eine gesunde Ernährung und eine bewusste Körperhaltung schützen und stärken Ihr Kreuz. Beugen Sie den Rückenschmerzen vor: Gehen Sie beim Bücken in die Hocke, tragen und heben Sie keine schweren Gegenstände, halten Sie die Knie bei längerem Stehen leicht gebeugt. Im Akutfall hilft Wärme (Wärmflasche, Bad, Wärmepflaster) die Muskulatur zu lockern. Dauern die Beschwerden länger als drei Tage an, sollten Sie einen Arzt konsultieren. Mit einer Partnermassage schenken Sie Entspannung und Energie.

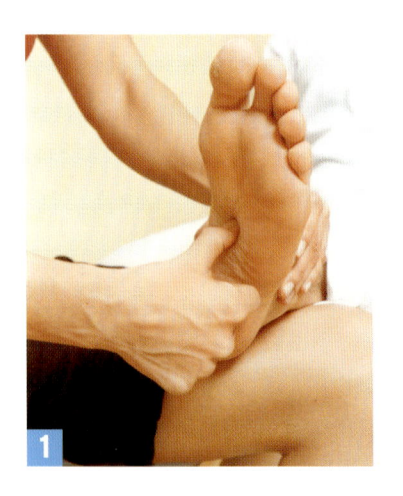

Fußreflexzonenmassage

1 Packen Sie den Schmerz Ihres Partners am Fuß: Sedieren Sie die Zonen der Hals-, Brust-, Lendenwirbelsäule, des Kreuz- und Steißbeins. Massieren Sie entlang der Fußinnenseite und am Übergang zur Fußsohle. So geht's: Sie halten den hochgelegten Fuß Ihrer Partnerin. Eine Hand stabilisiert, die andere behandelt. Drücken Sie nun mit der Daumenkuppe in jede Reflexzone. Mit dem Raupengang geht's in die nächste Behandlungszone.

Die Wirkung: Die Selbstheilungskräfte werden aktiviert, Rückenleiden lassen schneller nach. Die Massage hilft auch

Rückenschmerzen_65

bei rheumatischen Beschwerden. Liegen Durchblutungsstörungen vor, sollten Sie nicht massieren.

Stärke und Wiederholung
Lassen Sie den Druck langsam ansteigen und wieder abnehmen, Stärke 1-3-1. Dauer: mindestens 1 Minute, im Akutstadium täglich, vorbeugend 2- bis 3-mal pro Woche.

Klassische Massage

2 Setzen Sie dem Kreuzschmerz die Faust entgegen: Kneten Sie links und rechts der Wirbelsäule sanft die Schmerzen weg. Massagerichtung: auf und ab, zeitgleich seitwärts und wieder zurück zum Rückgrat. Wirken Sie niemals direkt auf die Wirbelsäule ein. So geht's: Ihr Partner befindet sich in Bauchlage. Ein Kissen liegt unter dem Bauch, damit eine leichte Dehnung im Kreuzbereich entsteht. Sie positionieren sich seitlich neben ihm. Mit den Fäusten beider Hände reiben Sie den Muskel in kleinen Spiralbewegungen.
Die Wirkung: Anregung der Durchblutung und Lockerung der Muskulatur. Die Massage hilft auch bei Energiemangel. Nach einer Rückenoperation darf nicht massiert werden.

Stärke und Wiederholung
Streichen Sie sanft, Stärke 1. Dauer: 1 Minute, mehrmals täglich wiederholen.

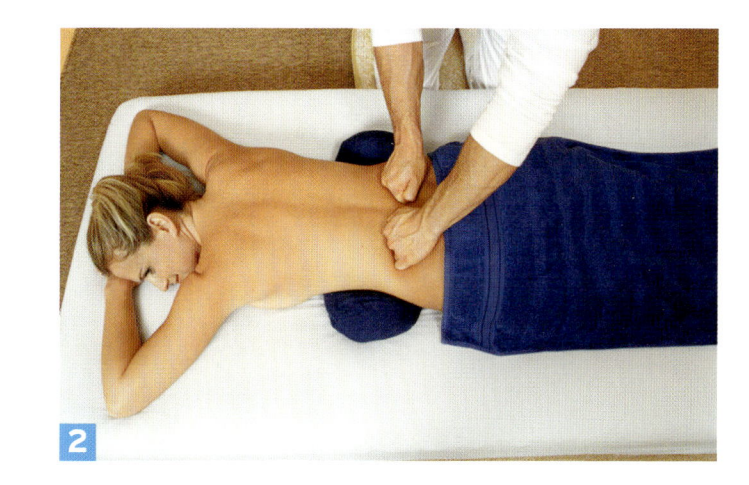

Schlafstörungen

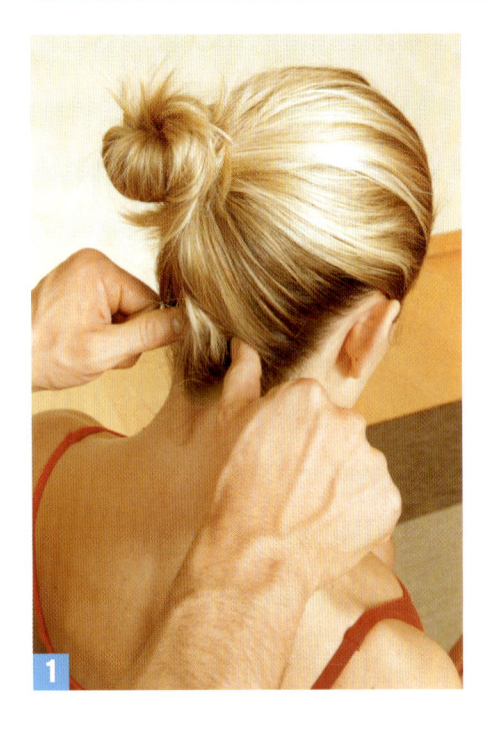

Beschwerden

Nachts bekommen Sie kein Auge zu? Sie wachen ständig oder zu früh auf? Dann leiden Sie unter Schlafstörungen. Jeder vierte Deutsche ist betroffen. Die Folgen sind Augenringe, Gereiztheit, Herz-Kreislauf-Erkrankungen, Magen-Darm-Beschwerden und Infektanfälligkeit. Häufige Ursachen sind Depression, körperliche Probleme und Störungen von der Umgebung (wie Licht, Lärm und Temperatur). Dauern die Schlaflosigkeit und Unruhe länger als vier Wochen an, sollten Sie einen Arzt konsultieren. Gute Einschlafhilfen sind ausreichend Bewegung und Entspannung. Ein Bad mit Melisse, Lavendel oder Hopfen wirkt ebenfalls schlaffördernd. Vermeiden Sie den Genuss von Alkohol und Kaffee vor dem Schlafengehen. Partnermassage bringt zusätzlich innere Ruhe und wohlige Müdigkeit.

Shiatsu

1 Lassen Sie Ihren Partner wieder gut schlafen: Eine Punktmassage am Hinterkopf beruhigt Geist und Körper. Massieren Sie den mittleren Rand des Schädelbasisknochens. Wo genau: ein bis zwei Finger über dem Haaransatz, in der kleinen Grube am Hinterkopf (»Versammlungshalle des Windes«). So geht's: Ihr Partner sitzt aufrecht, der Rücken ist Ihnen zugewandt. Massieren Sie in kleinen Kreisen mit beiden Daumenkuppen gleichzeitig die Heilpunkte. Nur der senkrechte Druck harmonisiert den Energiekreislauf. Sie können auch mit den Fingern vorn auf Schädel und Stirn sanften Gegendruck ausüben.

Die Wirkung: Unruhe lässt nach und Schlaflosigkeit wird gemindert. Die Massage hilft auch bei Kopfschmerz, Schwindel und Nervosität.

Stärke und Wiederholung
Üben Sie behutsamen, gleichmäßigen Druck aus, Stärke 1. Dauer: 3-mal hintereinander 7 Sekunden. Massieren Sie täglich, so lange die Beschwerden anhalten.

Tuina

2 Tuina bringt den ersehnten Schlummer: Massieren Sie die Stirn zwischen den Augenbrauen. Wo genau: am Akupunkturpunkt »Siegelhalle«. So geht's: Ihr Partner liegt entspannt flach auf dem Rücken. Sein Kopf wird eventuell von einem Kissen gestützt. Legen Sie Ihre Hände auf den Kopf, die Finger liegen an den Schläfen, die Daumen reiben entlang der Mitte zwischen den Augenbrauenenden oberhalb der Nasenwurzel. Streichen Sie kräftig über die Haut, ohne zu zerren. Tritt eine Rötung auf, reduzieren Sie den Druck. Die Wirkung: Gestaute Energien werden gelöst, die Anspannung lässt nach. Die Massage hilft auch bei Schwindel, Erkältung und Bluthochdruck. Achtung: Massieren Sie nicht auf Wunden und kranker Haut!

Stärke und Wiederholung
Mittelstark bis kräftig reiben, Stärke 2 bis 3. 2-mal täglich wiederholen.

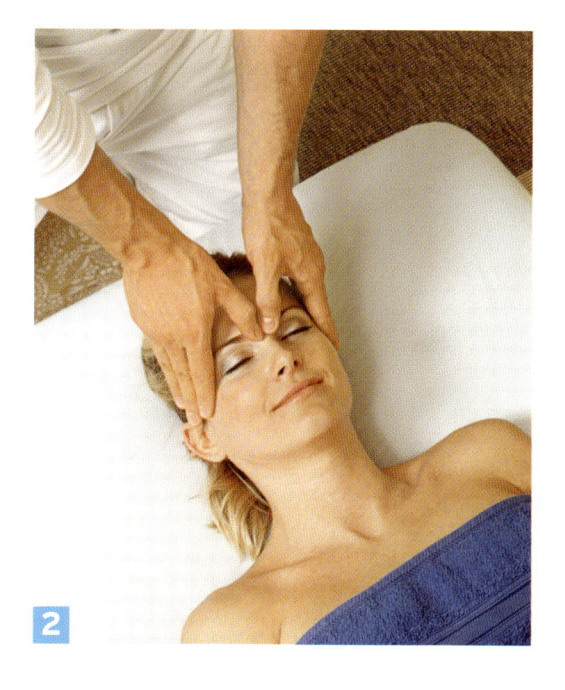

Übelkeit und Erbrechen

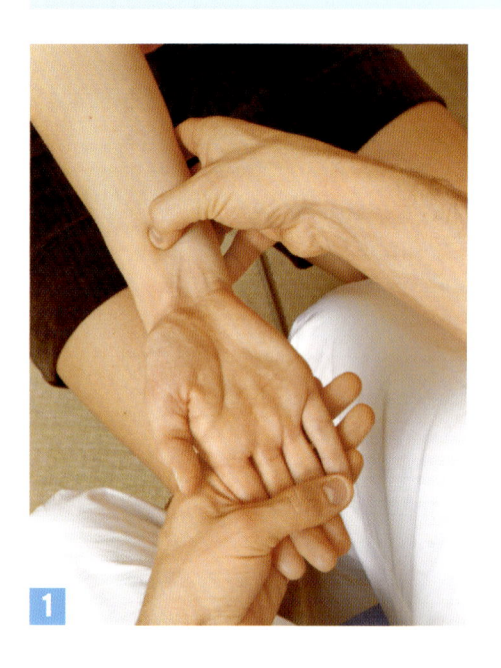

Beschwerden

Auf Brechreiz und Übelkeit folgt meist Erbrechen. Der Körper will sich von giftigen und unverträglichen Substanzen befreien. Ausgelöst wird das Übergeben vom Brechzentrum im Gehirn. Es ist mit Nase, Augen, Magen und Mund verbunden. Daher können Sinneseindrücke wie Höhe und Geschwindigkeit Übelkeit verursachen. Häufigste Ursache von Übelkeit und Erbrechen ist ein viraler Infekt oder übermäßiges bzw. verdorbenes Essen. Aber auch Ekel oder psychisch-emotionale Probleme können Erbrechen auslösen. Plagt Sie ein Kater oder Reiseübelkeit, lindern homöopathische Mittel wie Nux-vomica-Globuli oder Ingwer als Tee oder Pulver das Unwohlsein. Gleichen Sie den Mineralien- und Flüssigkeitsverlust unbedingt aus! Trinken Sie Wasser-Saft-Mischungen. Bei Schwangeren hat sich das Trinken von Himbeertee am Morgen bewährt. Eine Partnermassage schafft zusätzlich Erleichterung. Dauert die Brechphase an, sollten Sie einen Arzt konsultieren.

Akupressur

1 Plagt Sie morgendliche Übelkeit und Brechreiz? Nicht nur Schwangeren bringt Akupressur bei diesen Beschwerden Erleichterung. Massieren Sie den Heilpunkt »Inneres Passtor«. Wo genau: zweieinhalb Finger unter der Handgelenksfalte zwischen Sehne und Mittellinie des Unterarms. So geht's: Greifen Sie mit einer Hand den rechten Unterarm Ihres Partners. Mit den Fingern halten Sie ihn, mit dem Daumen pressen Sie auf der Innenseite seines Armes.

Übelkeit und Erbrechen_71

Die Wirkung: Harmonisierung von Magen und Darm, Energieblockaden werden gelöst, Erregung und Übelkeit schwinden. Die Massage hilft auch bei Reisekrankheit, Blasenschwäche und Schluckauf. Den Armwechsel nicht vergessen. Reduzieren Sie den Druck, wenn der Massagegriff Schmerzen verursacht.

Stärke und Wiederholung
Pressen Sie sanft und anhaltend, Stärke 1. Dauer: fünf tiefe Atemzüge, mindesten 30 Sekunden, das Pressen mehrmals hintereinander wiederholen, bis die Übelkeit vergangen ist.

Tuina

2 Den Brechreiz durch Reibung lindern: Massieren Sie den Bauch am Heilpunkt »Mitte des Unterbauchs«. So geht's: Reiben und pressen Sie mit dem Daumen auf der Mittellinie des Bauches vier Querfinger über dem Bauchnabel. Kneten Sie mit der Daumenkuppe kleine Kreise im Uhrzeigersinn.
Die Wirkung: Das Magen-Qi kommt wieder in Balance, Übelkeit und Brechreiz lassen nach. Die Massage hilft auch bei Schlaflosigkeit, Magenkrämpfen und Durchfall. Vorsicht: In der Schwangerschaft Tuina nur in Absprache mit dem Arzt ausführen.

Stärke und Wiederholung
Reiben Sie mit sanftem bis mittlerem Druck, Stärke 1 bis 2. Dauer: mindestens 1-mal täglich und bei Bedarf.

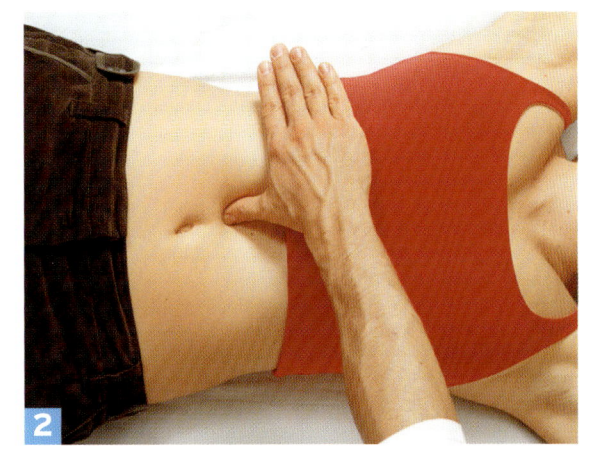

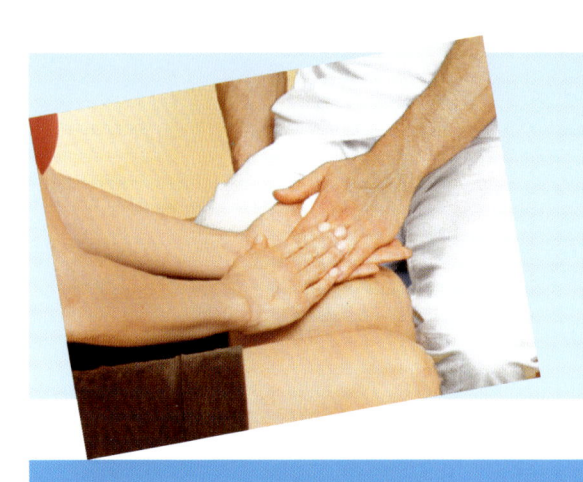

Massagen zum Wohlfühlen

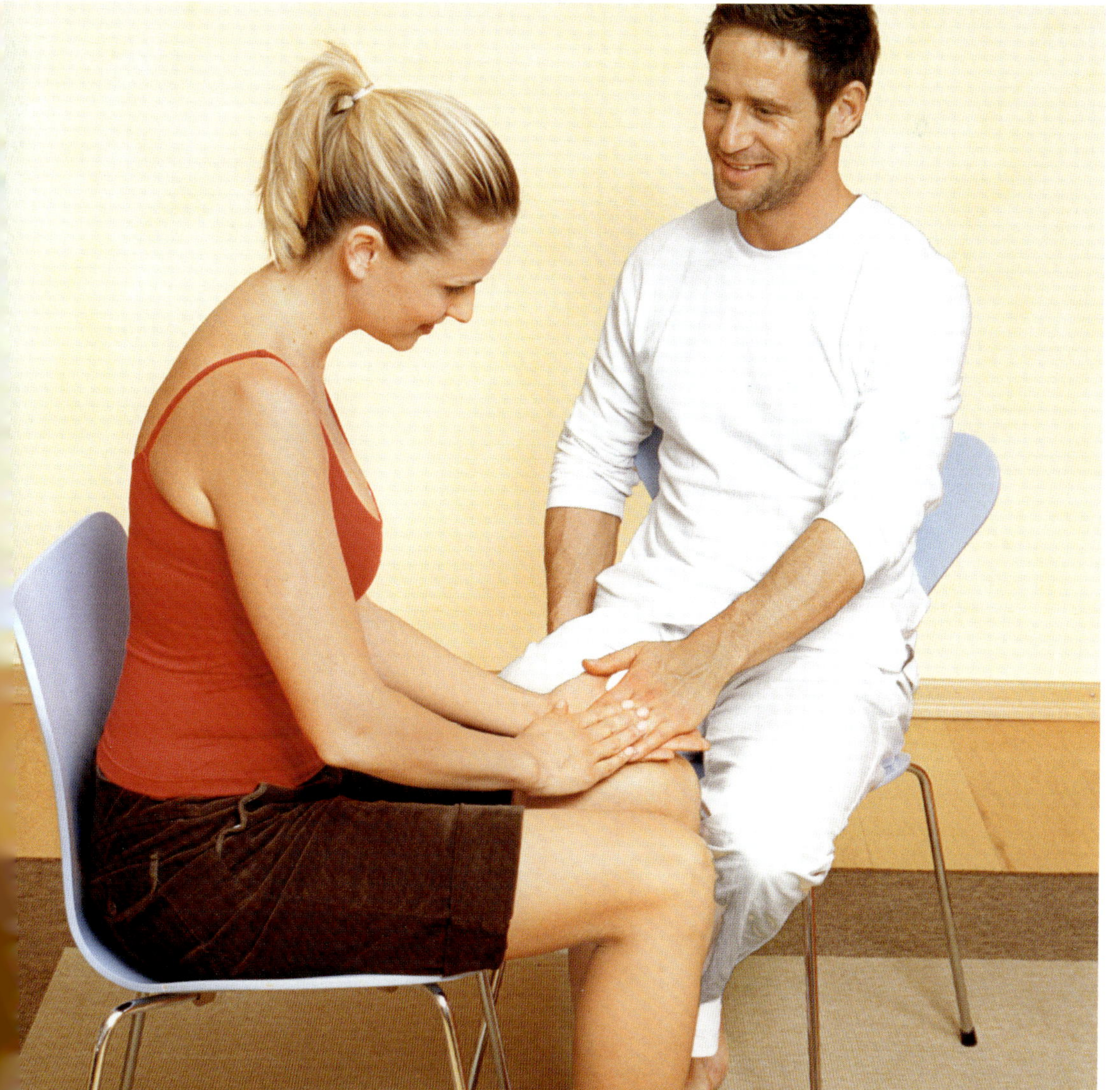

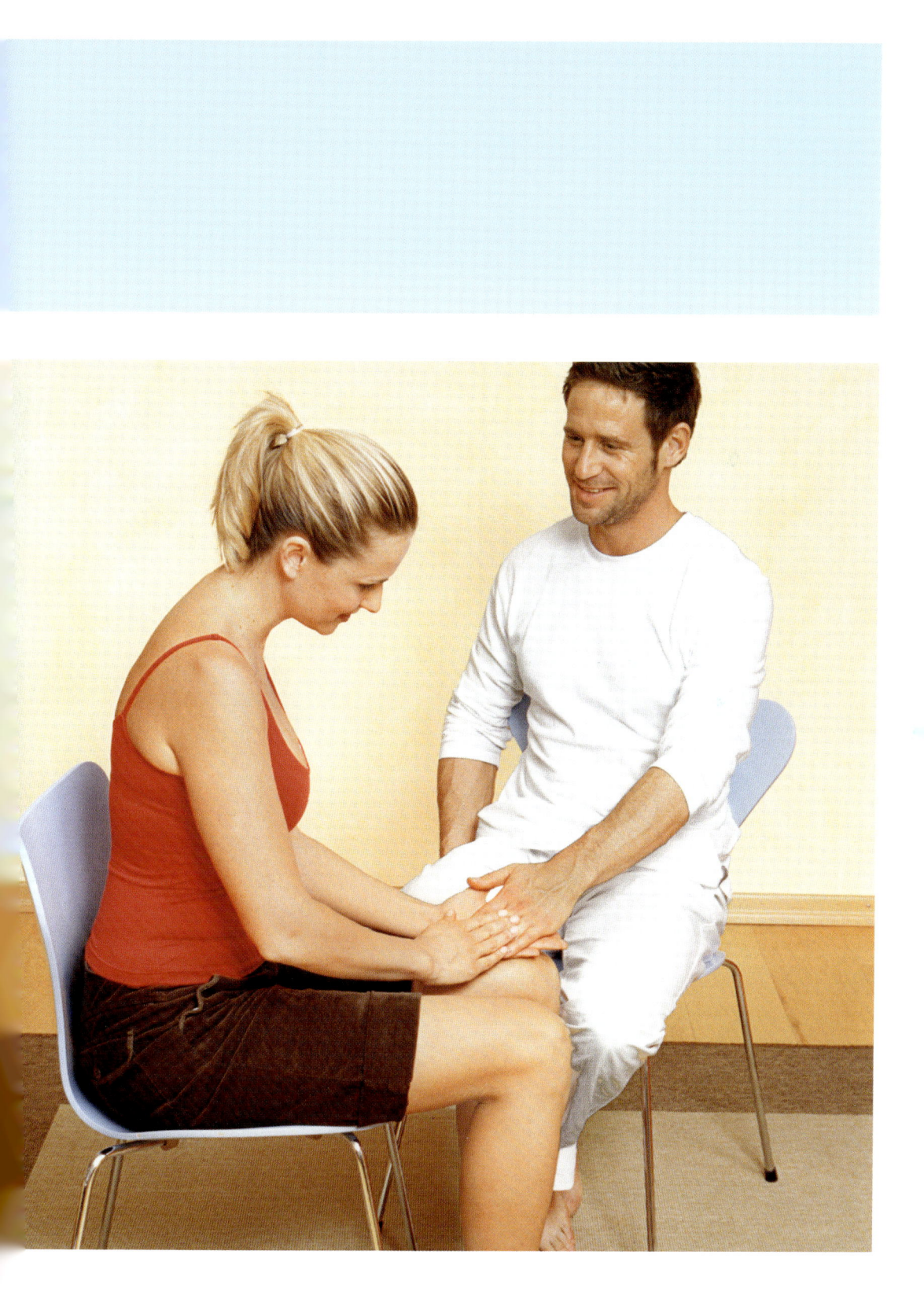

… 74_Massagen zum Wohlfühlen

Beauty-Massagen

Gesicht

Besser und billiger als ein Facelifting: eine Gesichtsmassage. Sie reinigt, strafft und verleiht einen schönen Teint. Beim Massieren der Gesichtsmuskeln Ihres Partners werden Durchblutung und Lymphfluss angeregt, verspannte Haut gelockert und die Augen entspannt. Wählen Sie für die Behandlung ein leichtes Öl, zum Beispiel Mandelöl. Positionieren Sie sich sitzend oder kniend hinter Ihrem auf dem Rücken liegenden Partner. Halten Sie seinen Kopf in Ihren Händen, ein Kissen stützt eventuell seinen Nacken. Kontaktlinsen bitte vor der Massage herausnehmen. Benötigte Massageölmenge: 1 Teelöffel.

Streichen

1 Legen Sie Ihre eingeölten Hände sanft auf die Stirn Ihres Partners. Lassen Sie diese einige Sekunden ruhen. Die Daumen liegen nebeneinander in der Stirnmitte, die Finger an den Schläfen. Streichen Sie mit den Daumen zu den Schläfen. Verringern Sie bei der Bewegung den Druck, Stärke 2 bis 1. Gleiten Sie behutsam zurück zur Stirnmittellinie, knapp oberhalb des Ausgangspunktes. Wiederholen Sie die Grifffolge bis zum Haaransatz. Massieren Sie die Stirn in geraden Linien. Die Daumen sind gestreckt und unverkrampft.

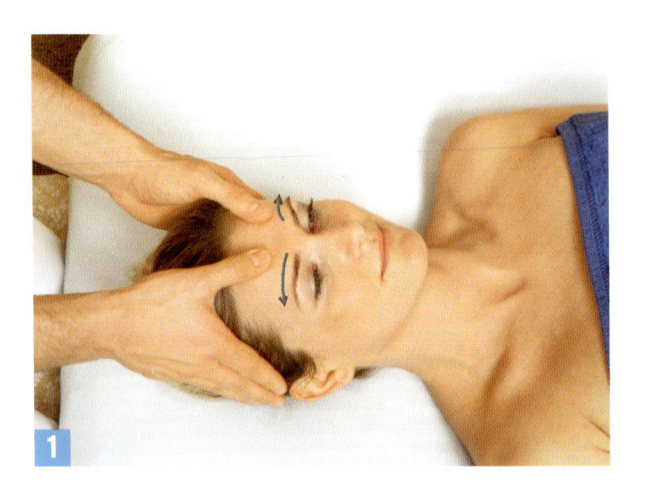

Pressen

2 Massieren Sie mit den Fingerkuppen beider Hände die Stirn bis zu den Augenbrauen. Beginnen Sie am Haaransatz. Pressen Sie die Haut horizontal, abwärts in geraden Linien bis zum Rand der Augenhöhlen. Üben Sie niemals Druck auf die empfindlichen Augenpartien aus! Gleiten Sie sanft über der Nase aus und wiederholen Sie anschließend die Bewegung. Druck: Stärke 1. Wiederholen Sie den Griff 2-mal.

Kneten

3 Mit Daumen und Zeigefinger massieren Sie die Wangen und Kinnpartie. So geht's: Bilden Sie zwischen Ihren Fingern eine Falte. Drücken Sie dabei die Haut in einer Rollbewegung sanft zusammen, loslassen und nächste Falte bilden. Greifen Sie abwechselnd mit beiden Händen. Vorsicht: nicht zwicken. Achten Sie bei dieser Grifffolge unbedingt auf gekürzte Fingernägel. Kneten Sie mindestens 2 Minuten, Stärke 1 bis 2.

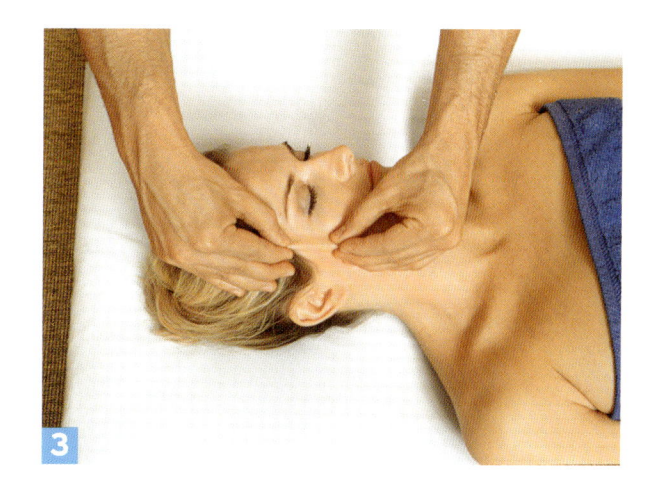

Gesichtspflege

Gönnen Sie sich einmal pro Woche eine reinigende Gesichtsbehandlung gegen Pickel, Mitesser und verstopfte Poren.

76_Massagen zum Wohlfühlen

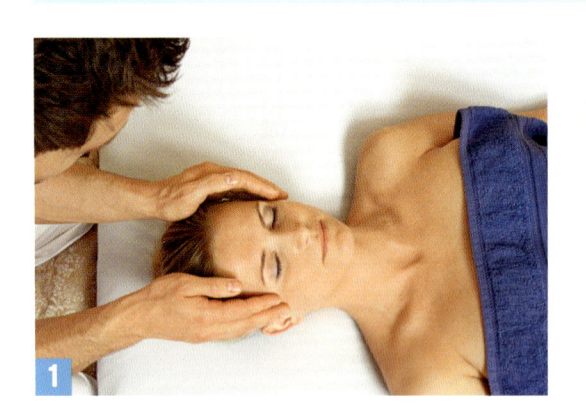

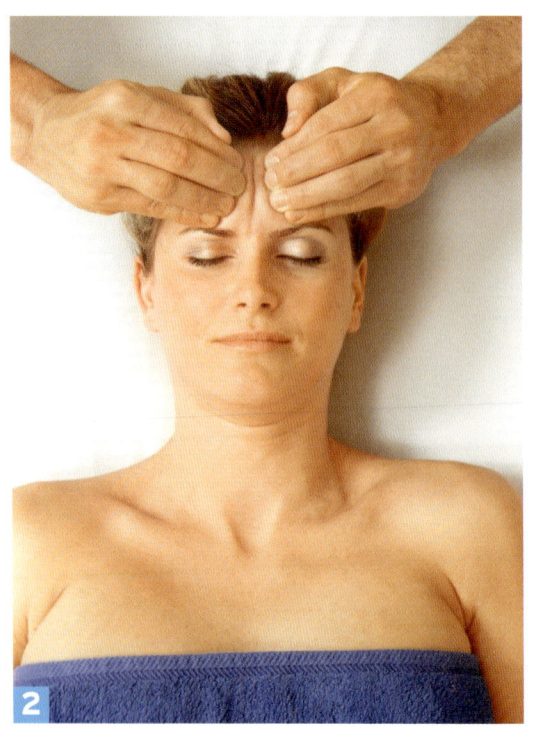

Klopfen

1 Klopfen Sie mit den Fingerkuppen beider Hände sanft über das gesamte Gesicht. Ihre Bewegungen sollten ganz leicht sein. Sparen Sie die Augenpartie aus. Arbeiten Sie sich vom Kinn in Richtung Stirn vor. Dabei massieren beide Hände stets auf gleicher Höhe in je einer Gesichtshälfte. Druck: wie ein Regentropfen auf der Haut, weniger als Stärke 1. Die Durchblutung der Gesichtshaut wird auf diese Weise sanft angeregt. Dauer: Klopfen Sie mindestens 1 Minute auf die Haut Ihres Partners.

Reiben

2 Massieren Sie in kreisförmigen Bewegungen mit Fingerdruck die gesamte Stirnpartie von den Augenbrauen bis zum Haaransatz. Beide Hände behandeln dabei gleichzeitig in regelmäßigen, rhythmischen Bewegungen, ohne die Haut zu zerren, Stärke 1 bis 2. Widmen Sie sich dann etwa 30 Sekunden lang den Schläfen. Hier reiben Sie nur mit zwei Fingern – dem Zeige- und dem Mittelfinger. Diese Massage kann Kopfschmerzen vertreiben und erfrischt müde Augen.

Tipp: Massieren Sie bei Kopfschmerzen einfach einige Tropfen Pfefferminzöl in die Schläfenpartien ein.

Entspannen

3 Legen Sie Ihre Hände auf das Gesicht Ihres Partners. Streichen Sie jetzt ganz sanft auswärts und wieder zurück. Brechen Sie den Hautkontakt dabei nicht ab. Beim Auswärtsstreichen atmen Sie ein und beim Zurückgleiten atmen Sie aus.
Beenden Sie anschließend die Gesichtsmassage, indem Sie die Augen Ihres Partners sanft mit Ihren beiden Händen bedecken, ohne sie zu berühren. Denn auch ohne Hautkontakt ist die Wärme Ihrer Hände spürbar. Diese zarte Wahrnehmung wirkt entspannend und beruhigend auf die Augenpartie. Halten Sie diese Position ein paar tiefe Atemzüge lang.

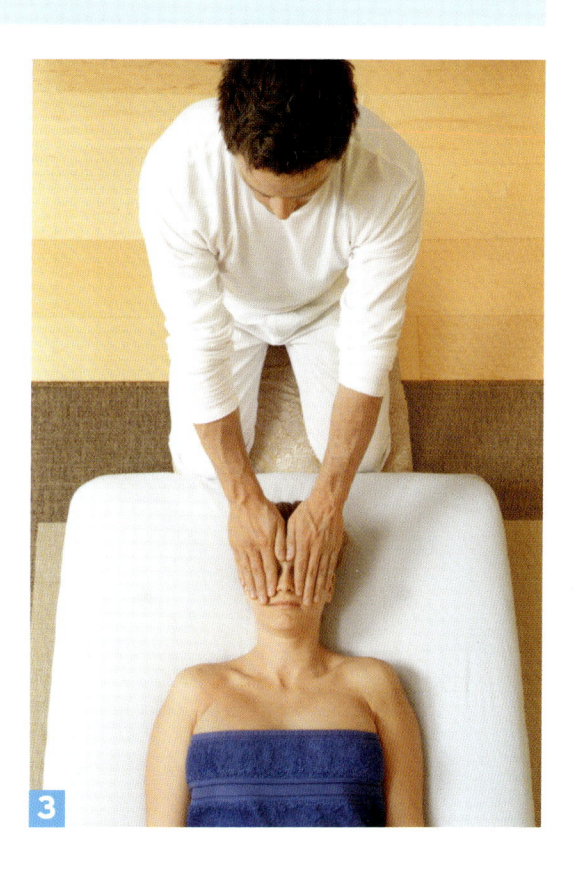

Gesichtspflege

Nach der Gesichtsmassage nimmt die Haut besonders gut Pflegeprodukte auf: nach einer kurzen Pause die Haut mit Gesichtswasser klären und anschließend eine leichte Feuchtigkeitspflege einmassieren. Wer die beruhigende, straffende Wirkung der Massage verstärken will, nimmt vorher ein Gesichtsdampfbad. So geht's: 1 Liter kochendes Wasser gemischt mit 1 Teelöffel Rosenwasser in eine Schüssel geben, kurz abkühlen lassen. Unter einem Handtuch über die Schüssel gebeugt den Dampf fünf Minuten wirken lassen.

Hände

Sie sind unsere Visitenkarte. Eine gute Pflege hält die Hände geschmeidig und glatt. Häufig werden sie im Alltag von reizenden Substanzen strapaziert. Einseitige Belastungen wie stundenlanges Arbeiten am Computer lassen die Hände verkrampfen. Massieren Sie beide Hände. Verwenden Sie 1 Teelöffel Massageöl pro Hand.

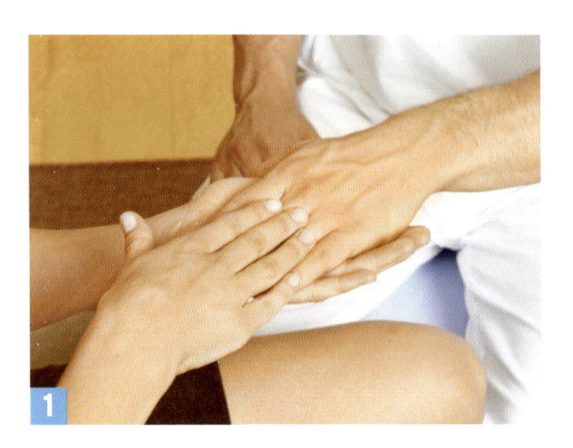

Streichen

1 Halten Sie die linke Hand des Partners in Ihrer linken Hand, mit Ihrer rechten Hand massieren Sie: Mit der gesamten Fläche der Finger sanft von den Nagelspitzen über den Handrücken bis zum Handgelenk streichen. Gleiten Sie zurück, reduzieren Sie dabei den Druck, Stärke 1-2-1. Das Streichen mehrmals wiederholen, bis die Hand angenehm warm ist.

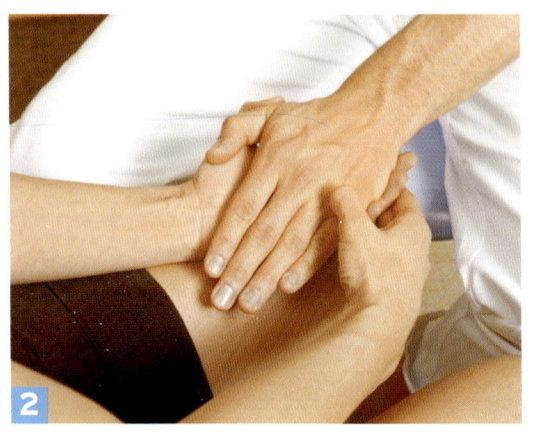

Pressen

2 Sie befinden sich in der gleichen Ausgangsposition, Ihre linke Hand liegt auf Ihrem Knie und hält die linke Hand des Partners. Pressen Sie mit dem Daumen Ihrer rechten Hand entlang der Knochenzwischenräume bis zur Handwurzel. Massieren Sie auf diese Weise neben allen vier Mittelhandknochen. 3-mal wiederholen, Stärke 1 bis 2.

Beauty-Massagen_79

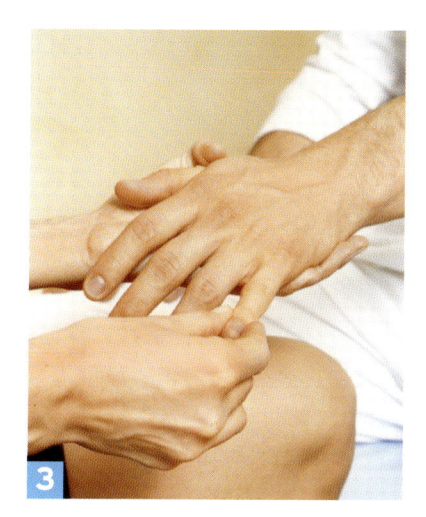

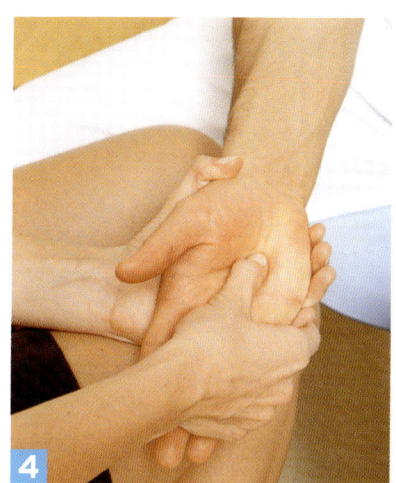

Kneten

3 Gleiche Ausgangsposition: Kneten und drücken Sie jeden Finger einzeln von der Kuppe bis zur Handwurzel. »Werkzeuge« sind Daumen und Zeigefinger. Üben Sie nicht zu viel Druck aus, Stärke 1 bis 2.

Reiben

4 Drehen Sie die Handfläche Ihres Partners nach oben. Massieren Sie in kleinen Kreisen langsam die Handfläche, Stärke 1 bis 2. Beenden Sie die Massage, indem Sie die Hand Ihres Partners sanft halten.

! Handpflege

So geht's: abends eine Handcreme einreiben, Einmalhandschuhe aus Baumwolle darüber ziehen und über Nacht einwirken lassen.

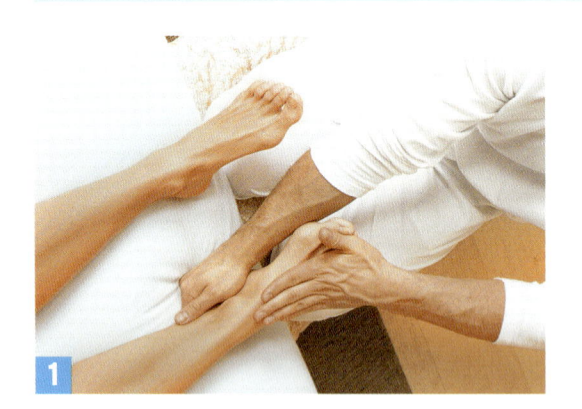

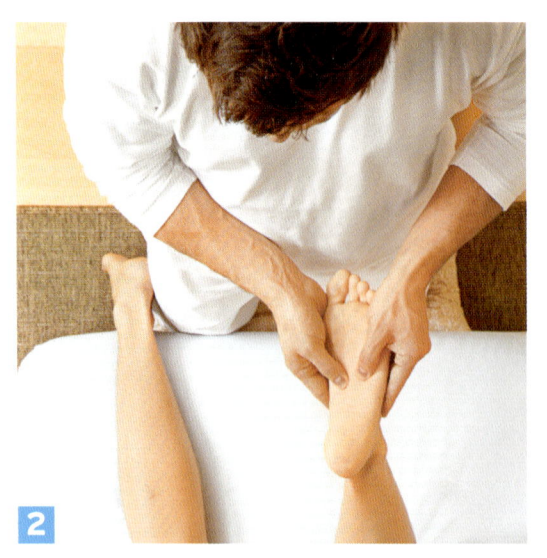

Füße

Sie tragen uns durchs ganze Leben: die Füße. Eine Fußmassage bringt Entspannung für den ganzen Körper. Die Füße mit ihren 26 Knochen, 107 Bändern und 19 Muskeln sind jedoch hoch sensibel. Ist Ihr Partner kitzlig, erhöhen Sie den Druck. Wichtig: nur warme Füße kneten. Vorbereitend wärmt ein Fußbad. Massieren Sie beide Füße und verwenden Sie 1 Teelöffel Massageöl pro Fuß.

Streichen

1 Der Partner liegt auf dem Rücken. Legen Sie Ihre Hand einige Atemzüge lang auf seinen Fußrücken. Dann mit festem Druck von den Zehen zum Knöchel streichen. Gleiten Sie sanft zur Ausgangsposition zurück. Druck: Stärke 2 bis 1. Die Streichungen mehrmals wiederholen.

Kreisen

2 Ihr Partner dreht Ihnen in Bauchlage mit angewinkeltem Bein seine linke Fuß-

---

! Fußpflege

Cremen Sie Ihre Füße täglich ein: am besten mit einer Fußcreme. Sie wirkt desodorierend und erfrischend.

Beauty-Massagen_81

sohle zu. Mit den Daumen massieren Sie die Sohle, mit den Fingern stützen Sie seinen Fuß am Spann. Massagebewegung: kleine überlappende Kreise. Druck: Stärke 1 bis 2.

Kneten

3 Der Partner befindet sich wieder in der Rückenlage. Ihre linke Hand stützt jetzt die linke Ferse Ihres Partners. Kneten, drücken und kreisen Sie jeden Zeh einzeln. Mit leichtem Zug alle Zehen dehnen. Wichtig: Der Partner lässt Bein und Fuß locker. Druck: Stärke 1 bis 2.

Lockern

4 In Bauchlage winkelt Ihr Partner sein linkes Bein etwa 90 Grad an. Stützen Sie mit Ihrer linken Hand sein Bein am Schienbein. Mit der rechten Hand greifen Sie seinen Fuß – Ihre Handfläche liegt in der Mitte der Fußsohle, die Finger greifen zum Spann. Kreisen Sie den Fuß locker im Uhrzeigersinn. Dauer: 30 Sekunden.

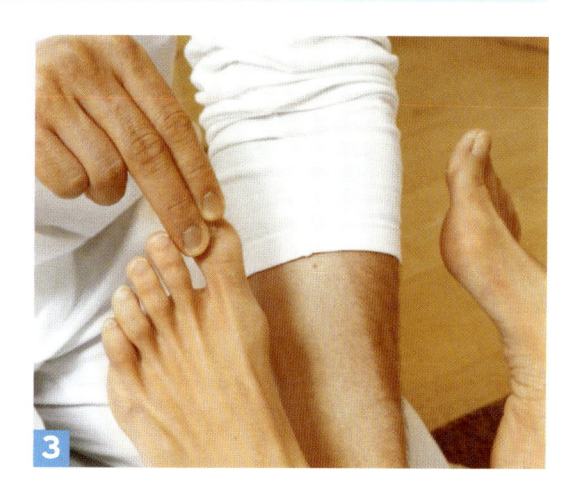

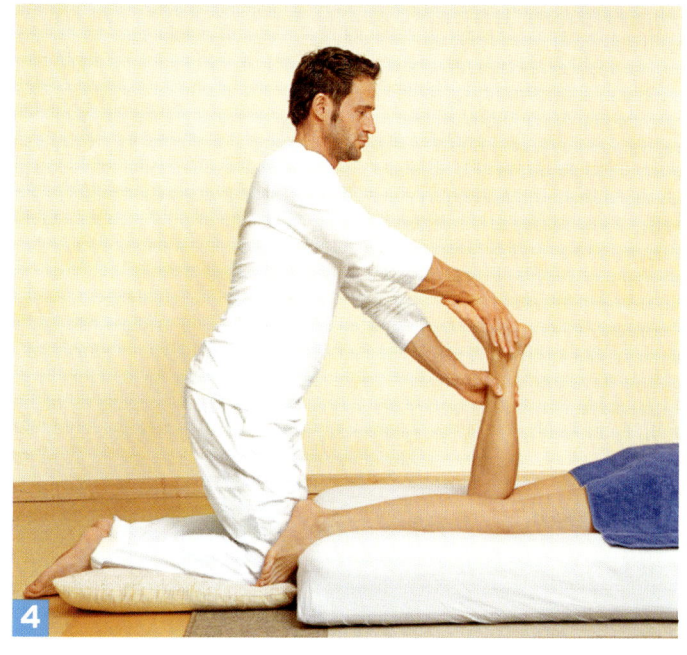

82_Massagen zum Wohlfühlen

Gegen Cellulite

80 Prozent aller Frauen über 30 Jahre leiden daran: Cellulite. Die Fettzellen schwellen an und sammeln sich im Bindegewebe. Die Haut sieht wellig aus. Zu viel fettiges Essen und der Verzehr von gesättigten Fettsäuren lässt die Fettzellen und damit die Dellen an Po und Oberschenkeln wachsen. Übergewicht fördert prinzipiell die Orangenhaut. Gehen Sie dagegen an. Ein Muss für glatte, straffe Haut ist eine relativ fettarme, ausgewogene Ernährung.

Treiben Sie mindestens 3-mal pro Woche Sport. Ihr Grundumsatz erhöht sich, da die stoffwechselaktive Muskelmasse vermehrt wird. Wichtig ist, viel zu trinken: mindestens 2 Liter Wasser am Tag. Giftstoffe werden so aus dem Körper geschwemmt. Verzichten Sie auf Koffein und Zigaretten.

Eine Massage fördert das Ausschwemmen der Schlacken und stärkt die Elastizität der Haut. Gleich, ob am Oberschenkel oder Unterarm: Cellulite-Cremes können die positive Wirkung einer Massage unterstützen. Ohne Bewegung und ausgewogene Ernährung kann Orangenhaut allerdings nicht reduziert werden. Die Massage mit kräftigen Knetgriffen ist eine Unterstützung im Kampf gegen die Cellulite. Werden Sie gemeinsam aktiv! Massageölmenge: 1 Teelöffel pro Oberschenkel. Wenden Sie die im Folgenden erklärten Massagetechniken an beiden Beinen an.

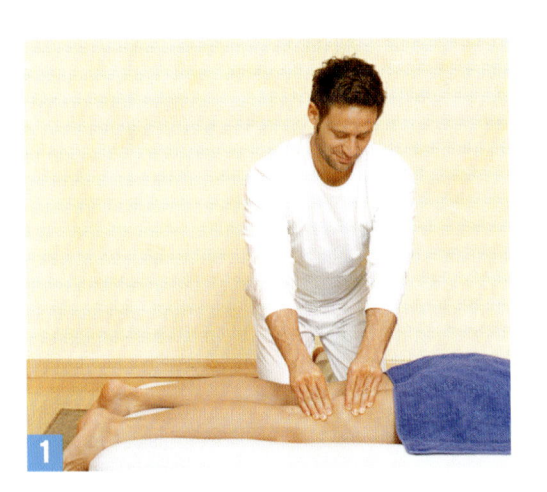

Kneten

1 Ihr Partner liegt auf dem Bauch. Sein Kopf wird von einem Kissen oder einer Nackenrolle gestützt. Positionieren Sie sich seitlich neben

Beauty-Massagen_83

> **! Orangenhaut reduzieren**
> Regen Sie regelmäßig mit einer Bürstenmassage die Hautdurchblutung und den Lymphfluss an: am besten morgens unter Dusche. Die Lymphe transportiert Flüssigkeit und überschüssige Fette ab.

seinen Beinen. Nehmen Sie erst ein paar Sekunden Hautkontakt auf: die Hände sanft auf die Beine legen, tief atmen. Los geht's: Kneten Sie mit beiden Händen gleichzeitig den rechten Oberschenkel. Greifen Sie beherzt mit Fingern und Daumen ins Muskelgewebe, drücken Sie es und schieben Sie es zur anderen Hand hin. Bearbeiten Sie die gesamte Oberschenkelpartie in langsamen, rhythmischen Bewegungen ohne die Haut zu zerren. Druck: Stärke 2 bis 3. Dauer ca. 5 Minuten.

Ziehen

2 Drücken Sie die Handflächen kräftig auf die Oberschenkel Ihres bäuchlings liegenden Partners. Gehen Sie nun in die Gegenbewegung: Schieben Sie Daumen und Finger beider Hände zusammen. In der Bewegung greifen und ziehen Sie das Muskelgewebe nach oben. Drücken Sie dabei leicht zu ohne zu kneifen. Zurück in die Ausgangsposition. Wiederholen Sie die Grifffolge – Drücken, Anheben – mindestens 6-mal. Achtung: die Kniekehlen nicht massieren.

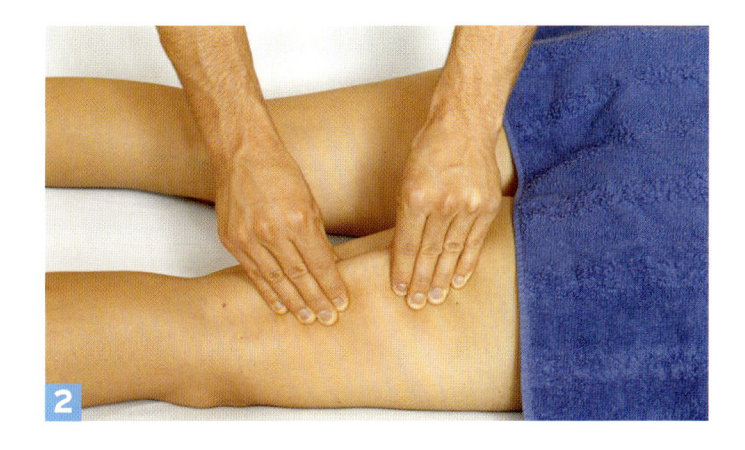

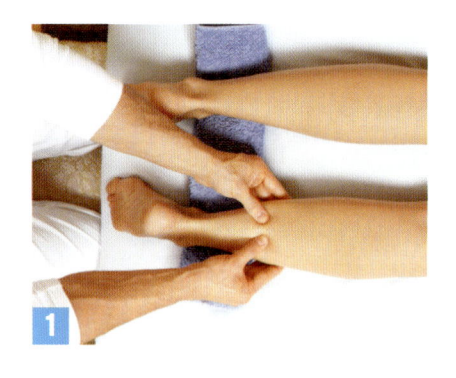

Reiben

1 Jetzt ist Fingerspitzengefühl gefragt: Reiben Sie gleichmäßig und langsam die Beinrückseiten Ihres Partners mit beiden Daumen. Bequem auf dem Bauch liegend, die nicht zu behandelnden Körperteile warm zugedeckt, genießt Ihr Partner diese kleine Beauty-Kur besonders. Ein zusammengerolltes unter den Füßen liegendes Handtuch stabilisiert die Beine. So geht's: Beide Hände umfassen einen Fußknöchel, die Daumen massieren in kleinen Kreisbewegungen die Waden aufwärts bis an den Rand der Kniekehle. Setzen Sie den Griff am Oberschenkel wieder an – beidhändige Daumenkreise bis zum Po. An der Pofalte angekommen, streichen Sie mit beiden Handflächen sanft links und rechts am Bein über die Haut zum Knöchel. Die Streichung 3-mal wiederholen.
Die Durchblutung wird angekurbelt und der Lymphfluss angeregt. Reiben Sie immer aufwärts in Richtung Herz und streichen Sie abwärts zart aus. Druck: Stärke 1 bis 2.

> **! Orangenhaut reduzieren**
>
> Rücken Sie mit der richtigen Beauty-Strategie den lästigen Dellen zu Leibe: Geeignete Pflegewirkstoffe regen zusätzlich die Durchblutung an. Neue Anti-Cellulite-Produkte unterstützen den Abtransport von Wasser aus den Fettzellen. Die Haut wirkt glatter. Hautöle und -cremes mit Birkenblätterextrakt, Arnika oder Efeu sind gut gegen Cellulite.
>
> Für eine Aromamassage vermischen Sie 2 Esslöffel Andirobaöl, 5 Tropfen Fenchel, 5 Tropfen Geranie, 5 Tropfen Liebstöckel.
>
> Empfehlenswert sind auch Wechselduschen: Lassen Sie mehrmals täglich abwechselnd einen warmen und einen kalten Wasserstrahl kreisförmig über die betroffenen Stellen laufen.

Lockern

2 Abschluss der Massage ist die Lockerung der gesamten Beinmuskulatur. Die Beine des Partners sind dabei flach ausgestreckt. Beginnen Sie mit den Beinrückseiten – Ihr Partner liegt auf dem Bauch, der Kopf ruht entspannt auf einem Kissen. Klopfen Sie mit hohlen Händen auf die Oberschenkel. So geht's: Die Handrücken sind leicht gewölbt, die Finger locker zusammen. Achten Sie auf leichte, rhythmische, gleichmäßige und gefühlvolle Bewegungen. Druck: Stärke 1 bis 2. Wird der Griff richtig ausgeführt, tritt eine leichte Rötung der Haut auf und sie prickelt leicht. Sie sollten auf keinen Fall mit Kraft behandeln! Reizen und strapazieren Sie die Haut nicht. Zehn Wiederholungen. Streichen Sie am Ende das Bein mehrmals vom Knöchel zum Po und zurück zum Knöchel mit wenig Druck aus, Stärke 1. Behandeln Sie anschließend die Vorderseite.

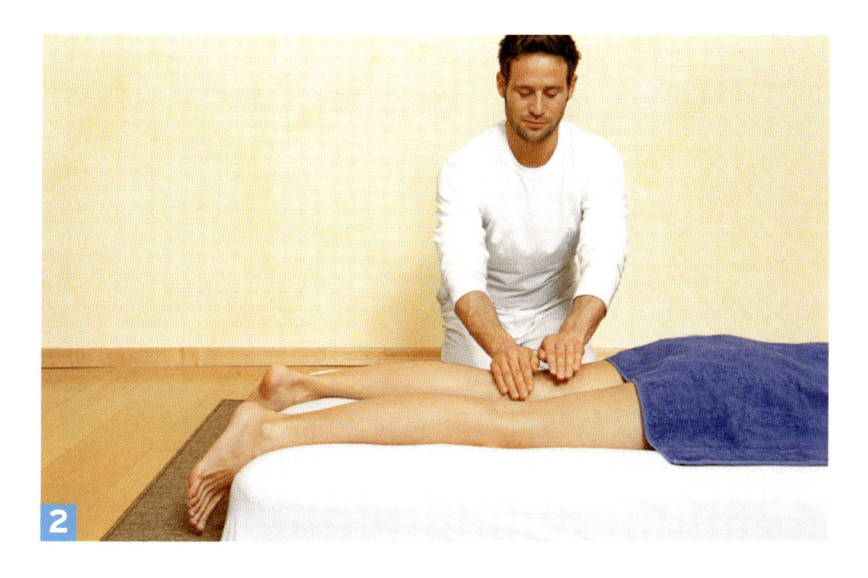

Belebende Massagen

Beschwerden
Sie fühlen sich kaputt, ständiger Leistungsdruck und lange Arbeitszeiten rauben Ihnen alle Kraft. Statt des natürlichen Wechsels zwischen Anspannung und Entspannung herrscht bei Ihnen Dauerstress. Ihr Energiehaushalt ist außer Balance. Sagen Sie stopp! Denn für Dauerstress ist der Mensch nicht geschaffen. Im Gegenteil – leiden Sie unter chronischer Ermüdung, müssen Sie einen Arzt aufsuchen. Denn oftmals verbergen sich schwere Krankheiten hinter diesem Symptom. Bei der täglichen Beanspruchung sorgt leichte Kost und ein regelmäßiges Herz-Kreislauf-Training für mehr Vitalität. Tipp: Wasser trinken, mindesten 2 Liter täglich. Lassen Sie Ihre Lebensgeister zusätzlich durch eine Partnermassage anregen!

Akupressur

1 Setzen Sie mit heilsamem Druck neue Kraft frei: Akupressieren Sie mit dem Daumen das »Meer der Energie«. Wo genau: drei Querfinger unterhalb des Bauchnabels. Dabei kann der Partner stehen, liegen oder sitzen. Hauptsache bequem, mit geradem Rücken.
Die Wirkung: Der Energiefluss wird harmonisiert. Man fühlt sich belebt und kraftvoll.
Tipp: Die Massage hilft auch bei Müdigkeit.
Achtung: Andauernde Müdigkeit kann ein Hinweis auf Leber- oder Schilddrüsenfunktionsstörungen sein.

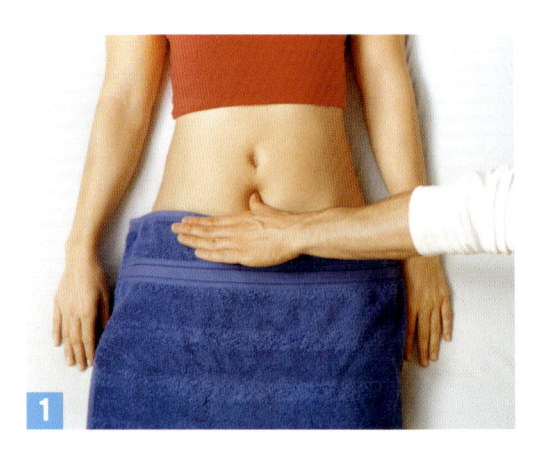

Stärke und Wiederholung
Drücken Sie mittelfest zu, Stärke 2. Dauer: 5 bis 10 Minuten. 1-mal täglich.

Belebende Massagen_87

! Atmung

Atem ist Leben. Setzen Sie tiefes Luftholen bewusst als Energiequelle und Entspannungsmethode ein. Führen Sie die »Atemwelle« aus: Atmen Sie tief durch die Nase in den Bauch ein. Halten Sie den Atem kurz an und pressen Sie den Sauerstoff imaginär in Kopf, Hände und Füße. Durch den leicht geöffneten Mund atmen Sie langsam aus. Wiederholen Sie diesen Ablauf, bis die Luft scheinbar wie in einer Welle durch den Körper strömt.

Klassische Massage

2 Aufmunternd und vitalisierend bringt der schwedische Massagegriff Sie wieder in Schwung: Ihr Partner steht oder sitzt aufrecht, mit lockeren Schultern, rücklings vor Ihnen auf einem Stuhl. Trommeln Sie mit lockeren Fäusten sehr sanft auf den Ansatzpunkt der unteren Rippen und den Nierenbereich. Wird die Berührung unangenehm, behutsamer massieren. Wirkung: Die Entgiftungsorgane (Leber, Nieren, Darm) werden angeregt, kristalline Ablagerungen lösen sich. Die Massage hilft auch bei Problemen im unteren Rücken. 12-mal wiederholen. Vorsicht: Liegt eine Nierenerkrankung vor, sollten Sie erst eine Massageerlaubnis beim Arzt einholen.

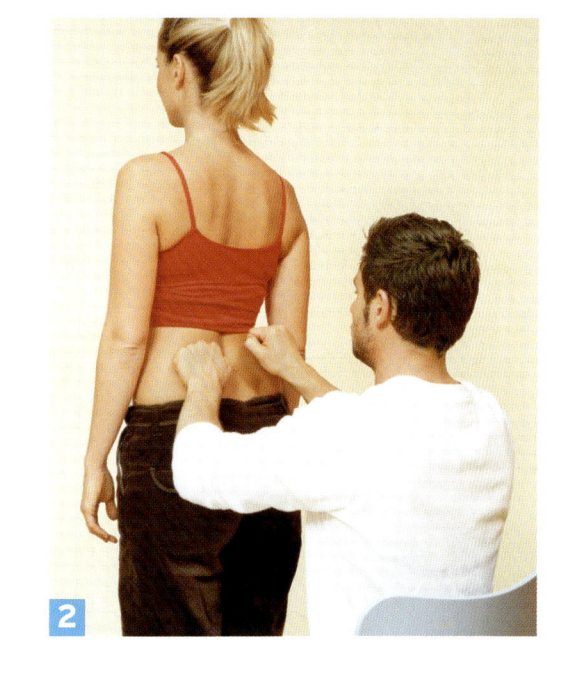

Stärke und Wiederholung
Bearbeiten Sie den unteren Rücken nicht zu kräftig, Stärke 1 bis 2. Dauer: mindestens 30 Sekunden, 2- bis 3-mal täglich wiederholen.

Stressreduzierende Massagen

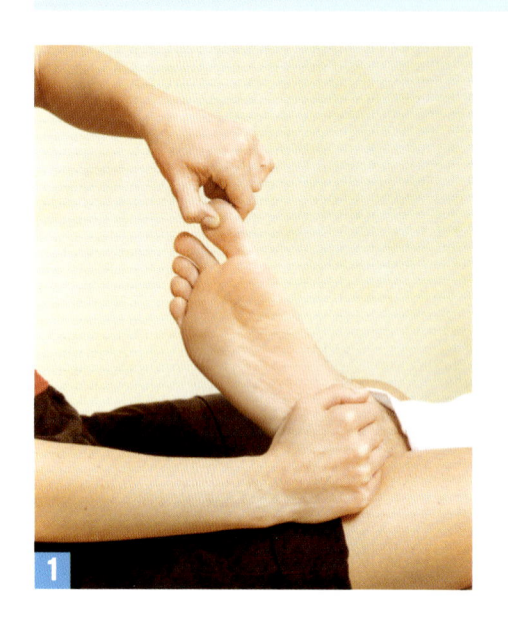

Beschwerden

Ursprünglich vom Körper im Notfall aktiviert, um sich in Urzeiten Kampf oder Flucht zu stellen, kann Stress im heutigen Alltag kaum abgebaut werden. Was passiert: Der Puls beschleunigt sich, der Blutdruck steigt, die Pupillen erweitern sich, die Muskeln spannen sich an, Stresshormone werden ausgeschüttet und zusätzliche Energie zur Verfügung gestellt. Doch statt das Wild zu erlegen, bleibt der Dauerstress in Beruf und Familie unabgebaut. Es kommt zu innerer Unruhe, Nervosität und organischen Beschwerden wie Magenproblemen. Hier hilft ein gesundes Verhältnis zwischen Stress und Entspannung. Sorgen Sie für tägliche Erholungszeiten und Bewegung.

Fußreflexzonenmassage

1 Bringen Sie Ihren Partner wieder in Balance. Platzieren Sie sich vor seinem hochgelegten Fuß. Massieren Sie mit einer Hand stützend, mit der anderen greifend. Behandeln Sie nacheinander an beiden Füßen die Zonen der Epiphyse, Hypophyse, des Herzens, der Leber, Gallenblase, des Magens, Dünn- und Dickdarms, der Schilddrüse, des kleinen Beckens, der Nebennieren, Nieren und des Solarplexus. Wo genau: am großen Zeh und Ballen, an der Fußinnenseite sowie die gesamte Sohle, ausgenommen das erste und letzte Sechstel an Fuß- und Zehenballen.
So geht's: mit der Daumenkuppe in kleinen Kreisen jede Reflexzone massieren. Im Raupengang in die nächste Behandlungszone wechseln. Die Wirkung: stressreduzierend, innere Unruhe und Angst wer-

Stressreduzierende Massagen_89

den reduziert. Die Massage hilft auch bei Verdauungsproblemen. Keine Gegenanzeigen. Den Fußwechsel nicht vergesssen!

Stärke und Wiederholung
Massieren Sie mit mittlerem Druck, Stärke 2. Dauer: mindestens 1 Minute, 1- bis 2-mal pro Woche.

Akupressur

2 Bei Stress kommen Spezialzonen zum Einsatz: die Fingerkuppen. Selbst wer unter Prüfungsangst leidet, findet mit gezieltem Druck des Partners sein Gleichgewicht. So geht's: Behandeln Sie einen Finger nach dem anderen. Eine Daumenkuppe dient als Presswerkzeug. Dabei können Sie beide Hände nacheinander oder gleichzeitig behandeln. Drücken Sie mit den Daumenkuppen hintereinander die Kuppen des kleinen Fingers, des Ring-, Mittel- und Zeigefingers und sowie des Daumens Ihres Partners. Die Wirkung: Die Nervosität lässt nach, Körper und Geist werden ruhiger. Keine Gegenanzeigen bekannt.

Stärke und Wiederholung
Pressen Sie mittelstark und anhaltend, Stärke 2. Dauer: 1 Minute pro Finger.

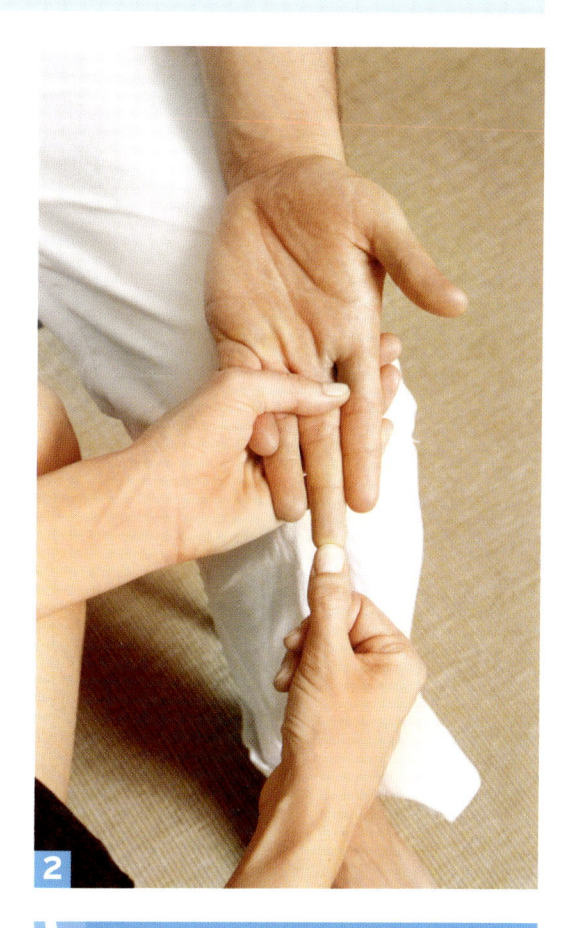

> **Zeitmanagement**
>
> Planen Sie Ihre Termine so, dass unerwartete Ereignisse Sie nicht belasten: Denken Sie auch an Erholungspausen. Halten Sie sich an die Faustregel: ein Drittel Arbeit, ein Drittel Freizeit, ein Drittel Schlaf.

Entspannende Massagen

Beschwerden

Rote, müde Augen, eine verspannte Nacken-Schulter-Partie und geistige Erschöpfung: Am Ende des Tages sind die »Akkus« meist leer. Schuld ist stundenlanges Arbeiten vor dem Computer, im Sitzen, in einem sich wiederholenden monotonen Ablauf, oder einfach Dauerbelastung.

Lösen Sie die Blockaden durch bewusste Momente: Schaffen Sie sich feste Entspannungsinseln im Tagesablauf. Denn wer nicht jede freie Minute verplant, sondern sich bewusst Zeit für sich selbst nimmt, entspannt am effektivsten. Meditation und Massage hilft Ihnen loszulassen. Relaxdüfte bringen Ihren Geist zur Ruhe: Schnuppern Sie Aromaöle aus Rose, Jasmin und Lavendel. Oder lassen Sie sich von Ihrem Partner mit gezielten Griffen lockern.

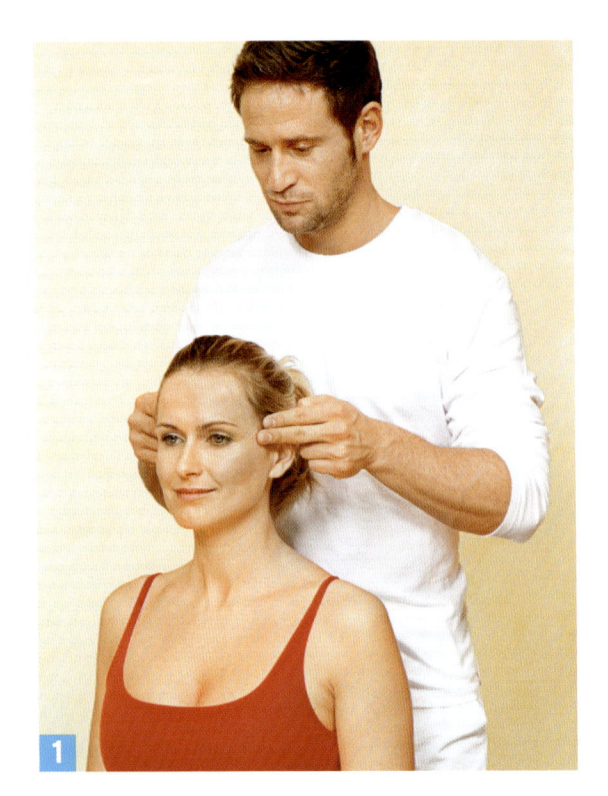

Klassische Massage

1 So kann Ihr Partner sich entspannen: Eine leichte Massage der Schläfen wirkt wie eine kleine Erholungskur. So geht's: Ihr Partner sitzt oder liegt. Mit Zeige- und Mittelfinger massieren Sie ihm im Uhrzeigersinn die Schläfen. Wer die Massage mit geschlossenen Augen genießt, kann den eigenen Körper besser wahrnehmen. Entspannung wird fühlbar. Wirkung: Ihr Partner fühlt sich klarer und wacher. Achtung: den Hautkontakt während der Massage nicht unterbrechen. Die Massage hilft auch bei Kopfschmerzen.

Stärke und Wiederholung
Kreisen Sie behutsam, Stärke 1. Dauer: etwa 1 Minute. Mindestens 2-mal täglich.

Tuina

2 Druck weicht, Energie kommt: Massieren Sie bei Ihrem Partner den »Spalt unter der Schulterhöhe«. Wo genau: mit der Daumenkuppe in der Vertiefung des Schlüsselbeins. Heben Sie den Arm Ihres sitzenden oder stehenden Partners seitlich vom Köper weg, so ist die Mulde des Heilpunktes leicht zu spüren. Pressen Sie erst mit konstantem, festem Druck. Anschließend mit der Fingerkuppe des Daumens oder Zeigefingers in kleinen Kreisen kneten.
Wirkung: Das Schultergelenk wird unterstützt, der Schultergürtel gestärkt, Verspannungen können sich lösen. Die Massage hilft auch bei Migräne und Beschwerden am Ellbogen.

Stärke und Wiederholung
Mit mittlerem Druck pressen und kneten, Stärke 2. Dauer: insgesamt 2 Minuten täglich.

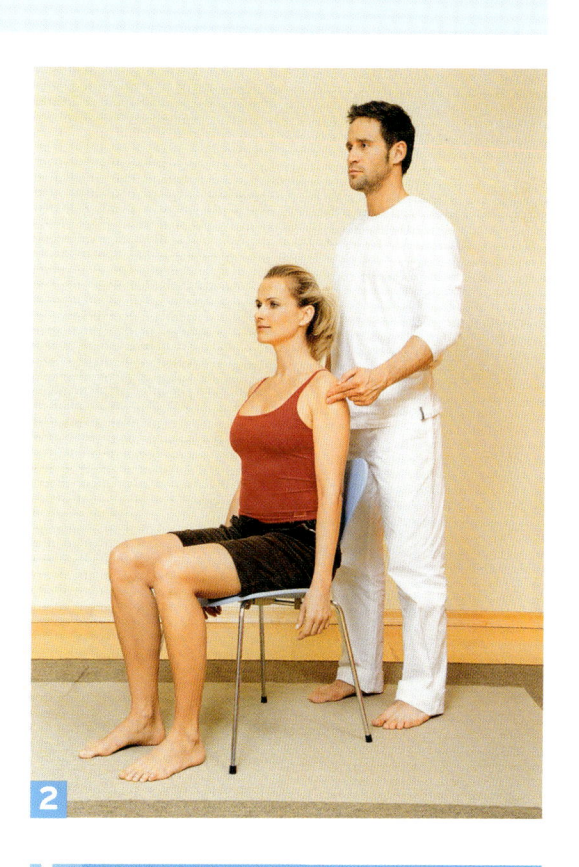

Entspannungsstrategien

Versuchen Sie, Ihre Aufmerksamkeit bewusst auf etwas Neues zu richten, zum Beispiel den Blick aus dem Fenster. Wechseln Sie die Sitzposition: Lehnen Sie sich zurück, strecken Sie die Beine aus und atmen Sie dabei mehrmals langsam aus und wieder ein. Heilpflanzen wie Baldrian, Hopfen, Melisse oder Passionsblume lindern nervöse Unruhe.

Befreiende Massagen

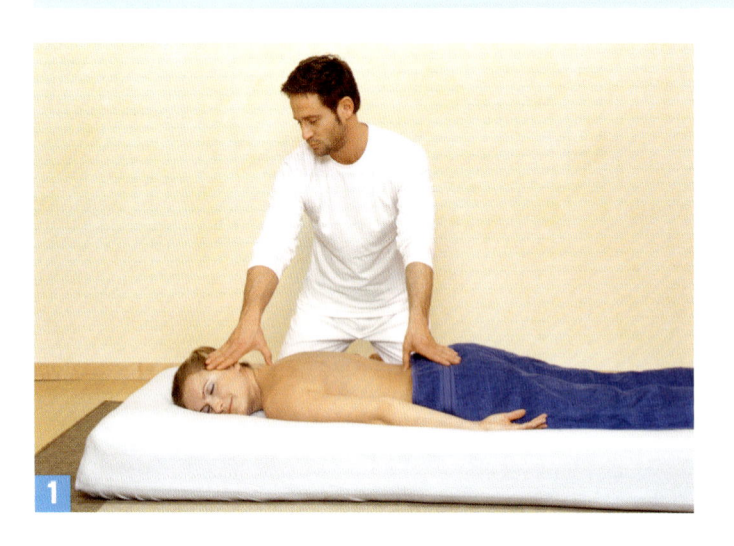

Beschwerden

Lasten Sorgen und Verantwortung auf Ihren Schultern? Nimmt der ständige Gedanke an Ihre Aufgaben Ihren Geist ganz in Beschlag? Häufig können wir nicht abschalten und uns nicht von den alltäglichen Pflichten lösen. Dabei ist das Loslassen das A und O, um in der Balance von An- und Entspannung zu bleiben. Schütteln Sie daher ab, was Sie belastet. Schaffen Sie sich Freiräume. Denn wer nicht genug Zeit und Raum für sich und seine Bedürfnisse hat, sich stets Arbeit, Familie & Co. unterwirft, ist ständig angespannt, beschränkt seine kreativen Fähigkeiten und engt sich ein. Machen Sie es Ihrem Partner leichter. Helfen Sie ihm, mit Massage die Gedankenkreise, Daueranspannung und Beklemmungen zu durchbrechen.

Tuina

1 Befreien Sie Ihren Partner mit Tuina von seiner Last: Behandeln Sie den »Punkt aller Strapazen« und das »Yang-Passtor der Lenden«. Massieren Sie Ihren Partner, der auf dem Bauch liegt, gleichzeitig unterhalb des Dornfortsatzes des siebten Halswirbelknochens (Du 14) und unterhalb des Dornfortsatzes des vierten Lendenwirbelknochens (Du 3). So geht's: mit der Fingerkuppe der Daumen in kleinen Kreisen kneten.

Befreiende Massagen_93

Wirkung: Das Qi wird harmonisiert, Beschwerden der Halswirbelsäule lassen nach, Anspannungen im Schulter-Nacken-Bereich lösen sich, der Geist wird klarer, Sie fühlen sich befreit. Die Massage hilft auch bei Schlafstörungen. Wichtig: Bei geschädigten Wirbeln dürfen Sie nicht massieren.

Stärke und Wiederholung
Sanft kneten, Stärke 1. Dauer: ca. 1 Minute, 4- bis 6-mal hintereinander wiederholen. Bei Bedarf täglich.

Akupressur

2 Wenn die Annspannung auf den Schultern lastet, bringt die Akupressur Erleichterung: Pressen Sie den Heilpunkt »Insel der Mitte«. Wo genau: in der Mitte der äußeren Furche der Mittelhandknochen. So geht's: Nehmen Sie Ihren Partner bei der Hand. Eine Hand stützt, die andere behandelt den Akupressurpunkt an der Handaußenseite. Pressen Sie mit der Daumenkuppe. Vorsicht: Der Punkt ist häufig sehr empfindlich, nicht über die Schmerzgrenze hinausgehen.
Wirkung: schmerzstillend und krampflösend, die Last fällt langsam ab. Die Massage hilft auch bei Rückenschmerzen.

Stärke und Wiederholung
Sanft bis mittelstark massieren, Druckstärke 1 bis 2. Dauer: 2 Minuten pro Hand. Bei Bedarf wiederholen.

> **! Entrümpeln**
>
> Befreien Sie sich von unnötigem Ballast. Nehmen Sie sich Zeit und gehen Sie systematisch vor. Sortieren Sie die Dinge und Aufgaben nach dem folgenden Prinzip:
> A – lässt sich direkt erledigen,
> B – steht in nächster Zeit an,
> C – wird delegiert, D – kommt in den Papierkorb.

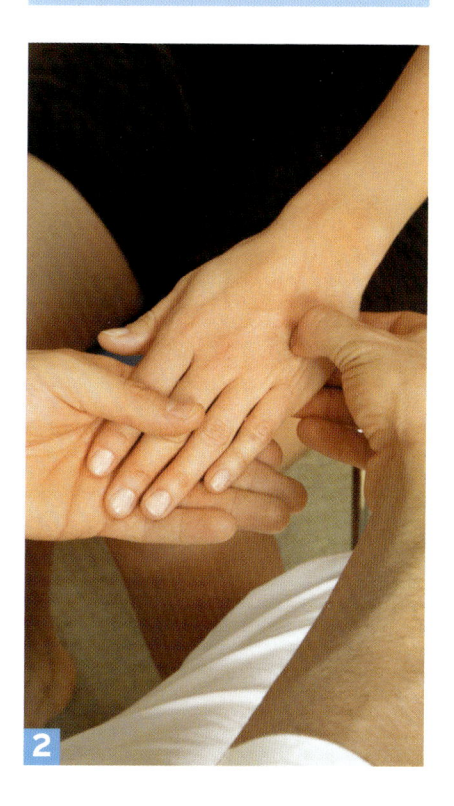

Literatur

Chaling, Han: Leitfaden Tuina. Urban & Fischer, 2002.
Chang, David: Mit Händen heilen. Südwest, 2000.
Kim-Beickler, Huase: Aromatherapie und Aromamassage. Umschau, 2006.
Larry, Costa: Massage. Dorling Kindersley, 2003.
Leibold, Gerhard: Shiatsu. Bassermann, 2003.
Otto, Gabriele: Fußreflexzonenmassage. Südwest, 2004.
Roseberry, Monica: Massage. Heel, 2002.
Smith, Karin: Die Wohlfühlmassage. Mosaik, 1998.
Wagner, Dr. Franz: Akupressur. Gräfe & Unzer, 2006.

Register

Akupressur 20
Allergien 48, 60
Angst 15, 49, 63, 88 f.
Arthritis 51
Asthma 48 f.
Atemwelle 87
Augenprobleme 54 f., 90

Beauty-Massagen 74 ff.
Beklemmungen 92 f.
Blasenschwäche 71
Bluthochdruck 67

Cellulite 82 ff.

Daumenballenatrophie 43
Durchblutung 7, 13, 24, 34, 40, 51, 53, 63, 65, 69, 74
Durchfall 51, 71

Energiepunkte 10 f., 16 f., 20
Entspannung 10, 18, 24, 35 f., 45, 60, 63, 80, 90
Erkältung 52 f., 67

Fieber 48, 53

Ganzkörpermassage 26 ff.

Hexenschuss 51
Husten 52 f.

Innere Unruhe 15, 66 f., 88, 91

Kopfschmerzen 34, 54 f., 58, 60, 63, 67, 76, 91

Lebensenergie Qi 16, 18, 20 f., 28, 69, 93

Magenbeschwerden 15, 51, 56 f.
Mandelentzündung 48
Massagehelfer 15
Massageöle 14 f.
Menstruationsbeschwerden 44, 58 f.
Meridiane 10, 16 f., 20 f., 29
Migräne 54, 91
Müdigkeit 58, 86
Muskelschmerzen 60 f.

Reflexzonen(-massage) 22 ff.
rheumatische Beschwerden 62 f., 65
Rückenschmerzen 64 f., 69, 93

Schlafstörungen 66 f., 93
Schwedische Massage 24 f.
Schwindel 54, 67
Shiatsu 21
Stress 54, 88 f.

Tuina 18 f.

Übelkeit 56, 70 f.

Verdauungsstörungen 44, 56 f.
Verspannungen 54, 68 f.

Wetterfühligkeit 63

Yin und Yang 16

Zerrungen 43

Autor & Impressum_95

Die Autorin

Valeria Füchtner, Jahrgang 1972, ist selbstständige Redakteurin und Autorin. Seit ihrem Studium der Kunstgeschichte und Germanistik und dem Volontariat als TV- und Online-Reporterin bei RTL spezialisierte sie sich als Journalistin auf den Bereich Gesundheit und Wellness. Sie war als freie Mitarbeiterin für zahlreiche Zeitschriften und Online-Portale sowie als Redaktionsleiterin für eine Frauenzeitschrift tätig. Sie ist ärztlich geprüfte ganzheitliche Gesundheitsberaterin und arbeitet selbstständig als Wellnessexpertin und Healthcoach. Ihr Interesse gilt der alternativen Medizin und Naturheilkunde. In ihrer Arbeit kombiniert sie die Erfahrungen aus ihrer Beratung mit den Erkenntnissen der aktuellen medizinischen Forschung und bewährten alternativen östlichen und westlichen Heilkundeverfahren. Die Autorin lebt und arbeitet in Wien.

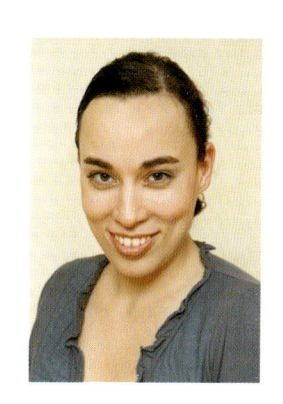

Impressum

Bibliographische Information der Deutschen Bibliothek
Die Deutsche Bibliothek verzeichnet diese Publikation in der Deutschen Nationalbibliographie; detaillierte bibliographische Daten sind im Internet über http://dnb.ddb.de abrufbar.

BLV Buchverlag GmbH & Co. KG
80797 München

© 2007 BLV Buchverlag GmbH & Co. KG, München

Das Werk einschließlich aller seiner Teile ist urheberrechtlich geschützt. Jede Verwertung außerhalb der engen Grenzen des Urheberrechtsgesetzes ist ohne Zustimmung des Verlags unzulässig und strafbar. Das gilt insbesondere für Vervielfältigungen, Übersetzungen, Mikroverfilmungen und die Einspeicherung und Verarbeitung in elektronischen Systemen.

Bildnachweis: Alle Fotos Michael Reusse
Grafiken: Sandra Menke, Osnabrück

Umschlaggestaltung: Sabine Fuchs, fuchs_design, Ottobrunn
Umschlagfotos:
Umschlagvorderseite: Strandperle/Suite Media
Umschlagrückseite: Michael Reusse

Lektorat: Manuela Stern, Dr. Christiane Lentz
Herstellung: Angelika Tröger
Layout und Satz:
Uhl + Massopust, Aalen

Gedruckt auf chlorfrei gebleichtem Papier

Printed in Germany
ISBN 978-3-8354-0229-4

Hinweis
Das vorliegende Buch wurde sorgfältig erarbeitet. Dennoch erfolgen alle Angaben ohne Gewähr. Weder Autorin noch Verlag können für eventuelle Nachteile oder Schäden, die aus den im Buch vorgestellten Informationen resultieren, eine Haftung übernehmen.

Eine kleine Auswahl aus unserem großen Programm

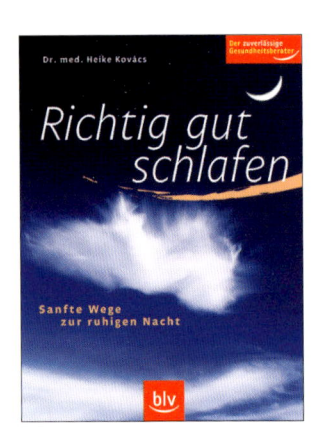

Dr. med. Heike Kovács
Richtig gut schlafen
Endlich wieder gut schlafen – Hilfe zur Selbsthilfe bei Ein- und Durchschlafstörungen; Methoden zu Stressbewältigung und Zeitmanagement, naturheilkundliche Anwendungen mit Dosierungsanleitungen.
ISBN 978-3-8354-0137-2

Valeria Füchtner
Heilende Selbstmassage
Soforthilfe bei Beschwerden durch die heilende Kraft der eigenen Hände: Massagetechniken von Tuina, Akupressur, Shiatsu, Reflexzonenmassage, klassische schwedische Massage; Alltagsbeschwerden von A – Z: Beschwerdebilder, Massagearten, Grifftechniken in Wort und Bild, Wirkung.
ISBN 978-3-8354-0068-9

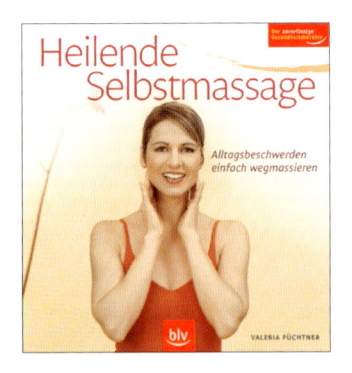

Anja Schwarz/Aljoscha Schwarz
Muskelentspannung nach Jacobson
Einfach, wirksam, schnell erlernbar – eine der bewährtesten Methoden zur Stressbewältigung: Tiefenentspannung für Körper und Seele durch das gezielte Anspannen und Entspannen einzelner Muskeln. Mit geführten Übungen auf CD.
ISBN 978-3-8354-0136-5

Xiaoheng He
Akupressur für Einsteiger
Effektiv und ohne Nebenwirkungen: Alltagsbeschwerden von A – Z mit sanftem Fingerdruck selbst behandeln; Extra: 4 Kurzprogramme für Anti-Aging, Immunstärke, Raucherentwöhnung und innere Harmonie.
ISBN 978-3-8354-0251-5

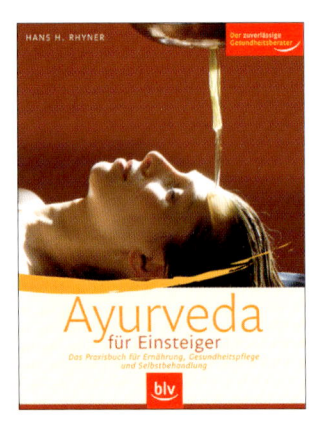

Hans H. Rhyner
Ayurveda für Einsteiger
Die Basics der ältesten überlieferten Heilkunst: einfache Behandlungen, auch für Einsteiger leicht selbst anwendbar; Ernährung, Gesundheitspflege und Selbstbehandlung häufiger Beschwerden.
ISBN 978-3-8354-0249-2

Die zuverlässigen Berater

BLV Bücher bieten mehr:
- mehr Wissen
- mehr Erfahrung
- mehr Innovation
- mehr Praxisnutzen
- mehr Qualität

Denn 60 Jahre Ratgeberkompetenz sind nicht zu schlagen!

Dass Sie sich gut beraten fühlen – das ist unser Ziel. Falls Sie Fragen und/oder Anregungen haben, schreiben Sie uns bitte:

BLV Buchverlag GmbH & Co. KG
Lektorat · Lothstraße 19
80797 München
Postfach 40 02 20
80702 München
Telefon 089/12 02 12 - 0 · Fax -121
E-mail: blv.verlag@blv.de

Unser Buchprogramm umfasst über 750 Titel zu den Themen Garten · Natur · Heimtiere · Jagd · Angeln · Sport · Golf · Reiten · Alpinismus · Fitness · Gesundheit · Kochen. Ausführliche Informationen erhalten Sie unter www.blv.de

blv
MEHR ERLESEN!